《是真的吗·常见病认知误区》丛书

名医正解冠心病

主编　李永勤

陕西新华出版传媒集团

陕西科学技术出版社

图书在版编目(CIP)数据

名医正解冠心病 / 李永勤主编. —西安：陕西科学技术出版社，2015.7

ISBN 978-7-5369-6395-5

（是真的吗·常见病认知误区）

Ⅰ. ①名… Ⅱ. ①李… Ⅲ. ①冠心病—防治 Ⅳ. ①R541.4

中国版本图书馆 CIP 数据核字(2015)第 044804 号

《是真的吗·常见病认知误区》丛书

名医正解冠心病

出　版　者	陕西新华出版传媒集团　陕西科学技术出版社
	西安北大街 131 号　邮编 710003
	电话(029)87211894　传真(029)87218236
	http：//www.snstp.com
发　行　者	陕西新华出版传媒集团　陕西科学技术出版社
	电话(029)87212206　87260001
印　　刷	陕西思维印务有限公司
规　　格	787mm×1092mm　1/16
印　　张	7
字　　数	90 千字
版　　次	2015 年 7 月第 1 版
	2015 年 7 月第 1 次印刷
书　　号	ISBN 978-7-5369-6395-5
定　　价	25.00 元

《是真的吗·常见病认知误区》丛书

编委会

主 任 委 员　李宗芳

副主任委员　徐　静　吴海琴　党双锁

李永勤　董　新

主　　　编　李永勤

编　　　委　薛嘉虹　秦曙光

主 编 简 介

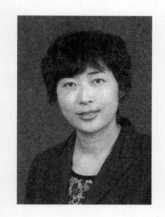

　　李永勤,医学博士,西安交通大学第二附属医院心内科副教授、副主任医师、硕士研究生导师。中国起搏与电生理女医师协会会员,陕西省保健协会糖尿病分会常委,陕西省医学会临床医学教育分会委员,《中华临床医师杂志》审稿专家。2007 年赴日本大学医学院附属板桥病院循环内科研修,学习心血管疾病介入诊治技术。在心内科长期从事医、教、研工作,具有扎实的专业理论知识和丰富的临床经验,在冠心病、高血压病、慢性心力衰竭、心律失常的药物治疗方面有较为深入的研究。主持省、校级科研项目多项,发表 SCI 收录论文 4 篇,Medline 收录论文 4 篇,在核心期刊发表学术论文 30 余篇,主编专著 1 部,参编专著 2 部。

前言 Preface

近年来,随着我国居民生活水平的提高、人口老龄化的加剧,冠心病的发病急剧增长! 还记得刚在心内科工作的时候,所收住的患者绝大多数为风湿性心脏病、高血压病、心力衰竭、心肌病等,冠心病患者只是其中一部分。时隔近 20 年,在各级医院心内科收住的患者中,冠心病成了主角,冠心病的各种类型如心绞痛、心肌梗塞、缺血性心肌病成了心内科最主要的疾病,成了从事心内科工作的医师日常工作的重心。

冠心病患者急剧的增长也促使冠心病的诊治技术在近 10 年来发生了显著改变。尤其是微创的冠状动脉造影,冠脉内支架置入技术得以飞速发展,已经成为心内科最基本、最主要的诊断、治疗手段。药物治疗也不容小觑,近年来他汀类药物、β-受体阻滞剂、新型的抗血小板药物在冠心病患者中应用的显著疗效也大大改善了冠心病患者的预后。

但患者对冠心病认识并没有提高! 在临床工作中,我们发现很多患者缺乏冠心病的基本常识,一旦患病就惶恐不安,周围人的一些错误的认识、错误的观点对他们影响很大,甚至对医师的建议置若罔闻,这样不利于患者接受正确的诊治。

为了提高广大冠心病患者、尚未患冠心病的中老年人群以及已经具备冠心病危险因素的年轻人对冠心病的认识,纠正大家错误的观念,现将日常工作中患者及家属最易出现的错误认识总结在此,并就这些错误的认识做了正确解答,以期对大家有所帮助。

也希望该书对于基层医务人员以及从事预防保健工作的人员有所帮助。

为了便于大家理解,在编写上有一定顺序,即冠心病的发病机理、临床表现、检查手段、鉴别诊断、药物治疗、介入治疗以及预防保健。尤其在预防保健中问题较多,这也是大家最为关注的部分。

需要特别指出的是,书中标题都是以错误的认知呈现的,其错误的原因及正确的认知在"正解与忠告"中得以诠释。

由于自身认识有限,编写内容难免有所疏漏,恳请读者及同行指正。

编　者

2014 年 8 月

目 录 Contents

1 冠心病是中老年人易患疾病，年轻人不会患病

认知误区

冠心病多发生在中老年人，是因为中老年人心脏的血管老化而造成，年轻人不会患病。

正解与忠告

冠心病是由于心脏的动脉血管——冠状动脉发生动脉粥样硬化改变或痉挛，形成狭窄或闭塞，使得心肌供血障碍而产生的心脏病，即冠状动脉性心脏病，简称为冠心病。

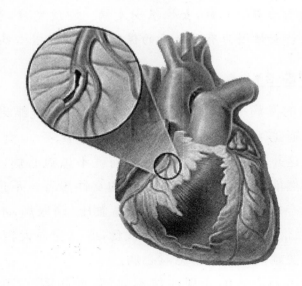

冠心病是世界上最常见的死亡原因之一，好发年龄50～70岁。近年来，由于不健康生活方式的流行，工作压力增大，生活节奏加快，我国冠心病的发病率呈逐年上升趋势。尤其中青年冠心病的发生率、死亡率呈"陡坡"上升，其中35岁到54岁年龄段的城市男性增加幅度最大。临床上我们经常会遇到30～40岁的青

壮年突发心脏急症,多表现为最严重的形式如急性心肌梗塞,甚至猝死。众多年轻明星猝死就是鲜明的例子。

导致年轻人突发冠心病的主要原因是冠状动脉粥样硬化斑块的不稳定,容易破溃,诱发急性血栓形成,或冠状动脉的痉挛导致管腔急性闭塞。精神压力、吸烟、缺乏锻炼、高脂饮食、熬夜等不健康的生活方式,促发冠状动脉发生上述病理改变。

因此,冠心病不是只有老年人才会得,年轻人也会患冠心病。

2 绝经前女性不会患冠心病

❓ 认知误区

冠心病多为男性发病,女性很少发病。即便发病,也是在绝经以后。绝经前女性因为有雌激素的保护而不会患冠心病。

📋 正解与忠告

冠心病的发病率的确是男性多于女性,有研究结果显示近 10 年来,我国冠心病的发病率男性增加了 42.2%,女性增加了 12.5%。但这并不意味着女性在绝经前就不患冠心病。在临床工作中我们依然能遇到绝经前患冠心病的女性患者。不过这些患者的确存在冠心病的好发因素,如合并高血压、糖尿病,不健康的生活习惯,如吸烟、熬夜、活动少、高脂饮食,或经受强大精神压力等。这些因素促使她们在绝经前患冠心病。

女性患者冠心病的表现往往不典型,如胸闷、气短,乏力,出汗等,因而易被患者轻视,也易被医师误诊。因此对于有冠心病好发因素,尤其患有高血压、糖尿病的女性患者,不能因为其尚未绝经,就排除冠心病,而要认真分析其临床表现、心电图改变,必要时行冠状动脉 CT 血管成像(CTA)或冠状动脉造影检查以明确病情。

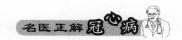

3 吸烟与冠心病无关

认知误区

吸烟的危害主要是对肺部的损害,如长期吸烟者容易患慢性喘息性支气管炎,肺气肿,容易得肺部肿瘤,而吸烟与冠心病发病无关。

正解与忠告

冠心病是冠状动脉粥样硬化斑块形成或由于冠状动脉痉挛导致血管狭窄或闭塞所致的心脏病,归根结底是由于冠状动脉病变所致。而造成冠状动脉病变的始动环节就是冠状动脉血管内皮的受损。血管内皮受损后就启动了动脉粥样硬化的过程,血液内脂质成分会浸入到血管内皮下,发展成动脉粥样硬化斑块。

纸烟中的有害成分尼古丁损害的就是动脉血管内皮细胞,不仅对冠状动脉如此,对脑血管,外周动脉血管也如此。可以说,吸烟对心血管系统的危害不小于呼吸系统。我国因吸烟致死的前三位疾病就是慢性阻塞性肺部病、肺癌、冠心病。

正因如此,在对患者的健康宣教中,吸烟是要严格戒除的。众所周知,尼古丁具有依赖性,长期吸烟的患者,会对烟草产生依赖,戒烟对部分患者来说非常困难。对这部分患者,首先要对吸烟的危害有一明确的认识,要有坚定的戒烟决心,戒除困难者可借助药物进行戒烟。也可求助于戒烟门诊,在医师的指导下戒烟。

4 冠心病是遗传病

认知误区

父母患有冠心病,子女也容易患冠心病。因此冠心病是一种遗传病，不可预防。

正解与忠告

冠心病是冠状动脉发生粥样硬化斑块导致血管狭窄，心肌缺血、缺氧的一组疾病，包括几种类型如心绞痛、心肌梗塞、缺血性心肌病、隐匿型冠心病以及猝死。父母患冠心病的子女患冠心病的可能性的确较无冠心病家族史的人群要高。

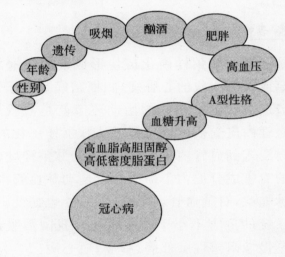

冠心病的易患因素

但冠心病并不是遗传病，它是后天逐渐发展而来的。一方面，相同的家庭生活方式、饮食习惯，使子女同父母一样易患冠心病；另一方面，父辈已经患有的高血压、糖尿病，子女也容易患病，因为此类疾病虽不是遗传病，但具有遗传倾向性，而这些疾病都是冠心病的好发因素。

因此，冠心病虽不是遗传病，但有家族史的人群发病率较高，要高度注意。冠心病是可防、可控的，有家族史的人群应积极改变不良生活方式，提早预防。

5 有冠心病家族史的人，一定会患冠心病

认知误区

父母患有冠心病，子女也一定会得冠心病，这样的家族为"冠心病家族"。

正解与忠告

一家几代都有人患冠心病的情况确实存在。这个家族中的年轻人对此病警惕性较高，也是很自然的。但如把它理解为"命中注定"、"在劫难逃"，那就没有什么积极意义了。因为，这种担忧焦虑的心态不但不利于预防冠心病，反而是促发冠心病的一种因素。

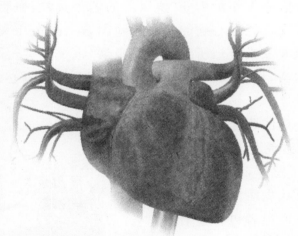

某一个家庭内患冠心病的病人较多，往往是由于一家人长期共同生活，有相同或近似的生活习惯、饮食结构，甚至性格，为人处世也差不多。比如，吃的咸，喜油腻，吸烟，酗酒，不爱活动，工作认真，性格固执，追求完美，不懂得及时休闲、放松，调节情绪等等。这些都主要是"后天"的。虽说"秉性难移"，但如果深刻认

识到它们对健康的不利影响,却完全可以逐渐改变,从而使冠心病发生的可能性大大降低。

6 冠心病发病男女无区别

? 认知误区

冠心病是老年人易患疾病,男女间患病无区别,应一样对待。

正解与忠告

冠心病是中老年人最为常见的心血管疾病,由于男女之间存在的生理与病理差异,男、女之间在症状、诊断及治疗方面均有一定的区别。若不了解女性冠心病特点,患者本人容易忽略某些冠心病发病的信号和迹象,临床医生也容易因此而漏诊、误诊。

女性冠心病高发年龄为 60 岁以上的老年女性,血脂高、肥胖和运动不足是女性患冠心病的常见危险因素。高血压和吸烟(包括自己吸烟以及家人吸烟所致的被动吸烟)也是女性冠心病发生发展的危险因素,患糖尿病的女性比正常女性发生冠心病的危险增加 3 倍以上。

女性冠心病的临床表现有以下几个特点:无论是心绞痛还是心肌梗死发作,女性冠心病均以症状不典型者居多。几乎近半数的女性患者可无显著的压榨性胸痛、伴窒息感及向左上臂放射痛等典型症状,而表现为背痛、大汗淋漓、心悸、气短、极度疲乏,或其他部位疼痛如腹痛、颈部疼痛等,使得漏诊率和误诊率远远高于男性。

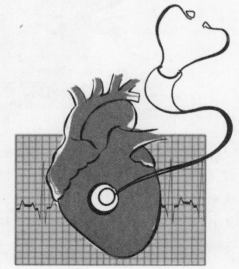

心绞痛发作的持续时间多较男性为长,常常持续超过 5～10 分钟,含服硝酸甘油片、速效救心丸缓解不明显,但相对疼痛程度较轻,疼痛分布范围也较小。

因此女性患者出现上述不适应及时去医院就诊,不能因为症状不典型而延误病情。

7 血脂正常的人不会患冠心病

？认知误区

众所周知,血脂的高低与冠心病发病关系密切,血脂升高的人易患冠心病。如果血脂正常,就不可能患冠心病了。

正解与忠告

血脂与冠心病的发生发展密切相关。冠心病的发生机制很复杂,其中已经得到公认的机制就是"脂质浸润学说",即冠心病的发生与脂质代谢异常、血浆内脂质侵入动脉壁密切相关,并提出没有血脂参与就没有冠心病的论断。

现代医学研究发现,当血脂中的低密度脂蛋白低于 1.8mmol/L 时,冠心病的发生风险显著降低。因此血脂只有低到一定范围,其发生冠心病的风险才会降低,正常的血脂范围不代表绝对安全。

冠心病的发生发展不仅仅与血脂有关,而是多因素的综合作用。其他影响冠心病发病的因素还包括高血压、糖尿病、吸烟、性别、年龄、精神压力以及高同型半胱氨酸血症、高尿酸血症等。如果患者患有糖尿病,即便血脂正常,其发生冠心病的风险也要显著增加 3～4 倍。因此,不是说血脂正常就不可能患冠心病,只能说血脂正常者冠心病的发生风险较血脂不正常者明显降低。

为尽可能预防冠心病的发生,除了经常检查血脂,控制血脂之外,我们还应积极控制其他冠心病发病的危险因素。

8 高甘油三酯血症的人一定会患冠心病

❓ 认知误区

　　甘油三酯也是血脂的一种成分,如果体检发现血中甘油三酯明显升高,提示这种人一定会患冠心病,要积极控制。

📖 正解与忠告

　　体检血脂检查包括一系列成分,如胆固醇、甘油三酯、低密度脂蛋白、极低密度脂蛋白、高密度脂蛋白、载脂蛋白 A、载脂蛋白 B 等。而这些成分中与冠心病发病最为密切的是低密度脂蛋白,它是能够侵入动脉血管内皮下,促进动脉血管壁动脉粥样硬化的"罪魁祸首"。因此,在临床工作中,血脂控制的目标就是低密度脂蛋白是否较前明显下降(用药后下降 50%),高危患者是否已经达标(小于 1.8mmol/L)。

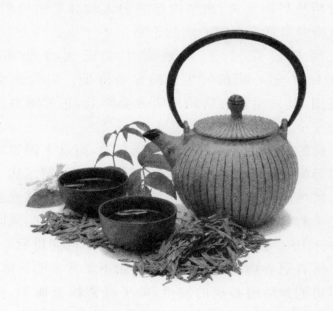

有些人体检结果是血脂成分胆固醇、低密度脂蛋白均正常，而甘油三酯明显升高。他们也认为是"血脂高"，对这一结果也很紧张，误认为高甘油三酯血症的人一定会患冠心病。

事实上高甘油三酯血症对机体最主要的危害是容易形成脂肪肝，引起肝功能受损，容易伴发急性胰腺炎。它往往是机体代谢异常的表现，在糖尿病、甲状腺功能低下以及家族性血脂代谢异常时出现，它对冠心病发病的危险性没有低密度脂蛋白的明显，因此在冠心病的预防中，我们更关注低密度脂蛋白。

高甘油三酯的治疗以贝特类药物为主，生活上应减少脂肪、糖类、淀粉类食物的摄入，适当控制主食，即吃八成饱，增加体育锻炼如快走、慢跑、骑车、游泳等，增加热量的消耗，高甘油三酯及脂肪肝会随即消失。

⑨ 瘦人不会得冠心病

❓ 认知误区

一般来说，胖人多合并"三高"，即高血压、高血糖和高血脂，因此胖人容易患冠心病，而瘦人就幸运多了，瘦人不会患冠心病，没必要预防。

正解与忠告

一般来说，胖人的血压、血糖和血脂都偏高，因此胖人具有更多的冠心病发病高危因素，所以医生经常要求人们要减肥瘦身、保持适当的体重。

但身体偏瘦的人绝对不可因此而放松警惕，因为能够引发冠心病的因素很多，如吸烟、遗传因素、情绪长期抑郁或紧张、不爱运动、人体内高同型半胱氨酸过多等，这些因素与人的体形关系不大。另外，高血压、高血糖和高血脂等疾病也不是胖人的"专利"，瘦人同样会得这些疾病。在临床工作中，我们经常会遇到体型瘦小,却患有严重心绞痛、急性心肌梗塞的病人。因此,不是瘦人不会得冠心病,瘦人同样要注意日常保健,日常规律适当的生活方式,定期体检,同胖人一样,积极预防冠心病的发生。

10 夜间打呼噜与冠心病无关

认知误区

夜间打呼噜是很常见的问题,体型较胖的人都有这一"毛病",打呼噜会因为通气不畅造成缺氧,但与冠心病的发病无关。

正解与忠告

夜间打呼噜在人群中非常常见,严重者在睡眠中会出现呼吸暂停现象,医学上称之为"睡眠呼吸暂停综合征"。睡眠呼吸暂停综合征的临床特征为睡眠时反复打鼾,呼吸暂停,导致反复出现的低氧血症,严重者可伴发多种心脑血管并发症。睡眠呼吸暂停综合征的发生率很高(在我国约为3.4％),现已证实,它也是冠心病的发病因素之一,应引起高度关注。

睡眠呼吸暂停综合征患者由于夜间反复出现的低氧血症,造成机体交感神经兴奋,肺动脉及外周血管收缩,久之会引起血压升高;反复低氧血症造成机体血粘度增加,血管内皮受损,促进冠脉动脉粥样硬化进程。研究已经证实,睡眠呼吸暂停综合征患者50％以上均合并冠状动脉病变,由此可见,"鼾症"患者易于合并冠心病,应尽早治疗。

严重的"鼾症"患者可行夜间睡眠呼吸监测检查,如果存在重度夜间睡眠呼吸阻塞,应积极至耳鼻喉科就诊,可在夜间睡眠中携带简易呼吸机,或行咽部成型手术治疗,以解除呼吸道梗阻,改善通气。

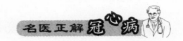

11　高血压病患者一定会患冠心病

认知误区

高血压是冠心病的危险因素,得了高血压病,意味着一定会得冠心病。

正解与忠告

近年来,随着人们生活水平的提高,生活方式的改变,高血压的患病率在逐年提高。据统计,我国高血压病患者人数已经突破2亿!更让人担心的是,高血压病患者的发病年龄在逐渐年轻化,高血压病已经不再是老年人的"专利",越来越多的年轻人已经步入这一行列。因此,如何预防高血压的发生、发展仍是我国近年来心血管领域的研究重点。

高血压是冠心病发病的高危因素之一,主要是因为动脉血管内压力升高会造成血管内皮功能紊乱而启动动脉粥样硬化进程。但高血压并不等同于冠心病!不是所有高血压病患者均会患冠心病,只是患有高血压病的人比血压正常人更容易患冠心病。

因此已经患有高血压的人没必要为此惊慌,而是应该积极控制血压,积极控制其他危险因素如高血糖、高血脂,改变不良生活方式,保持轻松、愉快的心情,即便已经患有高血压,冠心病仍旧是可防、可控的。

12　胸闷、气短一定是冠心病

认知误区

胸闷、气短就是心脏缺血,不能正常工作了,就一定是冠心病发作了。

正解与忠告

　　冠心病是心脏冠状动脉病变所致心脏病,临床可分为五种类型:心绞痛型、心肌梗塞型、缺血性心肌病型、隐匿性冠心病以及猝死。临床最为常见的就是心绞痛型、心肌梗塞型、缺血性心肌病型。心绞痛的患者大多有典型的症状,如发作性胸痛或胸闷,伴出汗、乏力、气短,持续十余分钟缓解,或含服硝酸甘油、速效救心丸可迅速缓解,多发生在活动、情绪激动、饱餐、受寒等情况下。有些患者症状不典型,可表现为颈部紧缩感、上腹部胀闷感;急性心肌梗死患者往往具有剧烈的胸痛、大汗,伴急性左心功能不全者可有严重的胸闷、气短、气喘,心电图改变易于诊断;缺血性心肌病型患者既往有心绞痛或心肌梗塞病史,临床上以心脏扩大、心力衰竭为主,患者可表现为活动后胸闷、气短,纳差、下肢浮肿等心衰的表现。

　　但胸闷、气短并不是冠心病特有的表现,还有很多疾病可出现胸闷、气短。如肺部疾患,重症肺炎、慢性阻塞性肺病、肺栓塞、肺间质纤维化甚至气胸均可导致胸闷、气短。可行胸部拍片、胸部CT检查及血气分析、肺功能测定以明确诊断;心脏神经症也可出现胸闷、气短,这类患者以中年女性多见,常伴有焦虑、失眠、潮热等植物神经功能紊乱的表现,情绪应激是发病的主要原因,近年来,随着人们生活压力的增大,心脏神经症患者在心内科门诊所占比例明显增加。

⑬　没有胸痛就不可能是心绞痛

认知误区

　　冠心病心绞痛是由于心肌缺血所致,主要表现就是胸痛,如果没有胸痛,就不可能是心绞痛。

正解与忠告

心绞痛是由于冠状动脉病变导致心肌缺血而引起的。胸痛的产生是由于心肌缺血，缺氧，有氧代谢受到限制，无氧酵解增强，酵解产物刺激心肌神经末梢所致。这种疼痛不同于皮肤、肌肉受损所产生的疼痛。皮肤、肌肉受损产生的疼痛有明确的定位，性质尖锐，称为锐痛。而心肌缺氧所致疼痛，部位模糊不清，患者很难明确指出在胸部哪一具体位置，往往是一大片，称之为钝痛。如果患者能够用一个手指指出胸痛的部位，那反而与心脏无关。

心绞痛名为"绞痛"，事实上，大多数患者并不是"绞痛"，而是胸部紧缩感、压迫感、束带感，轻者仅表现为胸闷，伴有乏力、出汗，恶心、面色苍白等表现，有些患者可出现向左侧肩背部、左侧上肢放射痛。真正表现为剧烈胸痛的反倒不多。如果表现为剧烈胸痛，持续时间超过半小时，就有可能是心肌梗塞了。应立即到医院就诊，而不可坚持在家延误时间。

另外，临床上还可见到一些患者，没有心绞痛表现，但心电图显示明显的心肌缺血。冠状动脉 CT 血管成像、甚至冠状动脉造影也证实就是冠心病心肌缺血，把这种现象称为无症状心肌缺血。

此外，部分糖尿病的患者，由于长期血糖升高对心肌内神经末梢的损害，当心肌缺血时，心肌无氧酵解产物的刺激并不能产生症状，患者心电图有心肌缺血，但临床无胸痛，胸闷表现。

因此，心绞痛并不一定会有胸痛，发作性胸闷、气短更为多见，应引起高度关注。对于心电图显示心肌缺血患者，尤其是糖尿病患者应及时行冠脉相关检查，以明确病情，谨防心肌梗死的发生。

14 冠心病患者发生胸痛忍忍就好了

认知误区

冠心病患者发生胸痛也就持续一会儿了,忍忍就过去了,没必要去医院,也没必要含服急救药,严重了再含药。

正解与忠告

如上所述,冠心病患者因心肌缺血出现心绞痛,的确只持续很短时间,大多数在 3 分钟以上,30 分钟以内。这是由于心肌无氧酵解产物多为酸性物质,这类物质在心肌局部积聚,一方面刺激神经末梢产生胸痛,另一方面可扩张心肌局部小血管,血管扩张后血流增加,酸性代谢产物随血流流走,心绞痛也随之消失,患者完全恢复正常,"跟好人一样"。但是,就是这短短的数分钟,或数十分钟的心肌缺血、缺氧也会影响心肌细胞的收缩功能,甚至

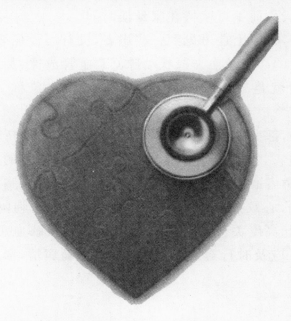

会产生小范围的心肌梗塞,久而久之,会造成心肌收缩无力,心脏局部收缩功能下降,造成心力衰竭,表现为患者活动耐量下降,动不动就胸闷、气短,咳嗽,甚至气喘,严重影响患者的生活质量。

因此,对已经患有冠心病心绞痛的患者,家中、衣袋、包中等随身之处都要携带急救药品,如硝酸甘油片、硝酸甘油喷雾剂、硝酸甘油贴以及中药速效救心丸等。一旦出现心绞痛,立即停止活动,保持安静,立即舌下含服急救药物,如已经含服 5 分钟以上仍不缓解,可再次含服。

此外,要经常检查急救药是否已经过期,及时更新药品,以确保在有效期内。

15 下颌、颈部疼痛不可能是冠心病心绞痛

❓ 认知误区

心绞痛,顾名思义就是心前区的疼痛,不可能出现在下颌、颈部,如果下颌、颈部出现疼痛就应该去外科或口腔科就诊。

📄 正解与忠告

在临床工作中,我们经常会遇到不典型心绞痛患者,这些患者因为症状不典型而很容易被误诊。如表现为颈部疼痛的患者容易被误诊为甲状腺炎症;表现为下颌疼痛的患者容易被误诊为颌下腺疾患;而有些患者颈部疼痛难以准确定位,竟被诊断为牙痛,在口腔科检查时才发现是心脏问题。这些不典型部位体现了心绞痛的一种特性——"放射痛"。这与其他部位的疼痛有所不同,也是心绞痛常常被误诊的原因所在,对病情认真、仔细分析不难做出正确的判断。

与其他部位疼痛相比,心绞痛有一典型表现即症状的"发作性",也就是说,心绞痛一定是"一阵一阵"的,它不会持续太久,症状发作结束后会完全消失。而不管是甲状腺炎症、颌下腺炎症、

牙痛,颈部疼痛一定是持续的,不可能在数分钟、数十分钟内完全消失。这是心绞痛与其他部位疼痛的最主要的鉴别点。

对于有冠心病好发因素的患者,如合并高血压、糖尿病,吸烟、高血脂等,出现发作性的颈部、下颌疼痛,不要忘了心绞痛。一定要到心内科就诊,行心电图检查,很容易明确诊断。

16 冠心病不会出现上腹部疼痛

? 认知误区

上腹部疼痛伴恶心、呕吐、出汗,多为消化系统疾病,不可能是冠心病,应就诊于消化内科。

正解 与 忠告

有部分患者心绞痛的部位出现在上腹部,表现为阵发性的上腹部疼痛或阵发性上腹部闷胀感,有些甚至伴有纳差、返酸,很容易与消化道疾患相混淆,经常被诊断为返流性食道炎,急慢性胃炎等。诊断要点仍为症状的"发作性"。

冠心病急性下壁心肌梗塞因其显著的消化系统症状如上腹痛、恶心、呕吐,伴大汗,就诊于消化内科,这样的病例临床上非常多见。消化科医师查体时往往无腹部压痛、反跳痛等腹部疾病的体征,患者除了消化系统症状之外,大汗淋漓,面色苍白,显著低血压,提示可能是心脏问题。此时,简单的心电图即可明确诊断。急性下壁心肌梗塞由于心肌坏死区域接近膈肌,除了引起显著的消化道症状外,还可以刺激膈肌引起顽固性呃逆(打嗝),这也是急性下壁心肌梗塞经常被误诊的原因。

由此可见,上腹部疼痛伴消化系统症状也有可能是冠心病,仔细询问病史,及时行心电图检查即可减少误诊。

17 头晕、眼前发黑不会是冠心病

认知误区

有些老年人经常出现头晕、乏力,甚至眼前发黑,这些症状多考虑是大脑供血不足,脑梗塞所致,不会是冠心病。

正解与忠告

老年人出现头晕、乏力、甚至眼前发黑(医学术语为黑矇),理所当然认为是大脑问题,在排除高血压、低血压之后,必定会行头颅 CT 检查,而经常会因为 CT 结果显示腔隙性脑梗塞而就诊于神经内科,而常常忽略了对心脏的检查。其实,头晕、黑矇除了有可能是大脑供血不足之外,心律失常也是引起症状的主要原因。

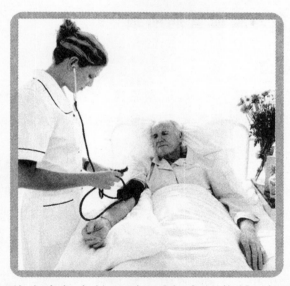

缓慢心律失常如窦性心动过缓、窦性停搏、房室传导阻滞会引起头晕、黑矇甚至晕厥,快速心律失常如室性心动过速也会引起头晕、黑矇甚至晕厥。而冠心病是产生上述缓慢、快速心律失

常的常见原因。

在心肌急性缺血、缺氧状态下，心电很不稳定，很容易出现快速心律失常如室性心动过速，这种心律失常就可以导致患者头晕、乏力、黑矇甚至晕厥；由于心脏窦房结动脉、房室结动脉均起源于右侧冠状动脉，当右侧冠状动脉高度狭窄或闭塞形成心肌缺血或急性下壁心肌梗塞时，就很可能影响到这两支动脉血管，造成缓慢型心律失常甚至心脏停顿，从而导致患者头晕、乏力、黑矇甚至晕厥。

因此，当患者表现为头晕、黑矇甚至晕厥时，因从心、脑双方面考虑原因，不能只考虑到大脑疾患而忽略了冠心病。患者出现上述表现时，家属应及时触摸脉搏，或利用电子血压计判断每分钟心跳次数，及时发现缓慢或快速心律失常有利于对病情及时、正确的判断。

18 猝死多为脑血管病所致

认知误区

猝死的发病率逐年增加，就其原因，主要为脑血管意外所致。大量脑出血、大面积脑梗塞是引发患者猝死的主要原因。

正解与忠告

猝死是指一个平时外观健康，或病情已基本稳定的患者突然发生"意想不到的，非人为的死亡（排除自杀、他杀、中毒、过敏、外伤引起死亡的）"。大多数猝死发生在症状出现后 1 小时内，也有观念认为在 6 小时之内。

猝死的原因很多，主要原因为脑源性、心源性。脑源性多为脑出血、蛛网膜下腔出血、重症脑炎等。其他少见原因如异物窒息、肺心病、肺炎、哮喘持续状态、主动脉夹层或破裂，急性胰腺炎、羊水栓塞等。

心源性猝死最主要原因就是冠心病,约占心源性猝死的75％,其次为扩张性心肌病和肥厚性心肌病(10％～15％)。此外,瓣膜病、先天性心脏病以及原发性电生理异常也可引发心源性猝死。心源性猝死的主要原因是心律失常,冠心病患者加强心电监测,及时发现心律失常,及时应用药物或植入心脏复律除颤器(ICD)以预防猝死的发生。

19 冠心病患病后只会越来越严重

认知误区

冠心病是冠状动脉的粥样硬化性疾病,是人体衰老的表现,一旦患病,就不可能治愈,只会越来越严重。吃药、支架治疗都不能控制疾病的进展。

正解与忠告

冠心病最主要的原因是冠状动脉的粥样硬化改变,其始动因素就是冠状动脉血管内皮的受损,在此基础上脂质浸入内皮下,形成动脉粥样硬化斑块。这一过程从中年就已经开始了,有些报道称少年阶段的人动脉血管内膜面也可看到动脉粥样硬化条纹。如果能够坚持健康的生活方式,戒烟、限酒,坚持运动,合理饮食,积极控制促发动脉粥样硬化的因素如高血压、高血脂、高血糖等,即可延缓动脉粥样硬化的进程。

一旦患了冠心病,有了明显的临床表现,就要更加重视冠心病的药物治疗以及生活方式的改善,长期坚持服药可延缓动脉粥样硬化进程。近年来他汀类药物的应用可稳定斑块,甚至还消减已经形成的动脉粥样硬化斑块。药物控制不理想的患者可采取介入手术的办法,缓解临床症状,提高患者的生活质量。

因此,已患有冠心病的患者不能悲观失望,坚持药物治疗,坚持健康的生活方式,冠心病完全可以得到控制。

20 冠心病合并高血压患者,血压降的越低越好

？认知误区

冠心病合并高血压的患者,为了减轻心脏负担,血压应控制的越低越好,否则容易引起心力衰竭。

正解与忠告

高血压和冠心病是互相促进的两种病症,而且均好发于老年人。高血压促进动脉粥样硬化进程,不仅仅是冠状动脉,身体其他的大动脉都可能发生动脉粥样硬化改变。冠心病患者心肌缺血引发心绞痛、精神紧张容易诱发血压升高。临床上同时具有两种疾病的患者非常多见。

高血压患者血压控制需要达标,要降至合适的范围,如140/90mmHg以下,65岁以上人群降压的目标值相对放宽,150/90mmHg以下即可。过度的血压控制,不仅无利反倒有害!合并冠心病的患者如血压降得太低(任何时间点血压均不应该低于120/60mmHg),在心脏舒张期,冠状动脉的供血就会受到影响,血压越低,心肌缺血越明显,越容易出现心绞痛,甚至心肌梗塞。

合并冠心病的高血压患者应选择钙离子拮抗剂、β受体阻滞剂以及血管紧张素受体拮抗剂等来控制血压,这类药物不仅仅是降压药,也可改善心肌缺血,降低心肌氧耗量,有助于冠心病症状的控制。

21 隐匿型冠心病不需要治疗

？认知误区

隐匿性冠心病就是冠心病的前期病变,还没有发展到冠心病,没有冠心病的临床表现,因此不需要进行治疗。

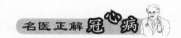

正解与忠告

　　隐匿性冠心病是冠心病的一种类型,患者平素无缺血性胸痛,无心力衰竭的表现,也没有心律失常,只是在体检时发现有心电图异常,或心脏超声显示有心肌局域性收缩减低,或 CTA、或冠状动脉造影显示有冠状动脉狭窄存在。

　　隐匿性冠心病虽然没有临床症状,但患者冠状动脉已经发生了病变,已经造成了心肌缺血性改变。对这类患者不能轻视,而是应该积极治疗。应用阿司匹林、他汀类药物抑制动脉粥样硬化进展,积极控制血糖、血压,定期检查心电图,以防疾病进展。

22　冠心病病情的轻重取决于胸痛的严重程度

认知误区

　　冠心病患者胸痛越严重,病情就越重,反之,胸痛轻,或无胸痛,病情就轻。

正解与忠告

　　冠心病患者最主要的表现是缺血性胸痛,胸痛越剧烈,持续时间越久,预示着病情越严重,出现心肌梗塞的可能性越大。

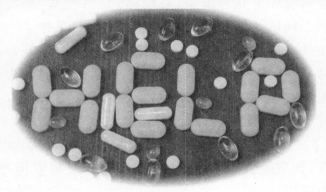

事实上，并不是所有的患者都是这样。在临床工作中，我们经常遇到一些患者，他们并没有心绞痛，来就诊的原因是活动后胸闷、气短，经检查后才发现，他们的冠状动脉病变已经非常严重，甚至已经不能行介入手术治疗。

糖尿病患者，经常是在体检时才发现心电图、超声心动图的异常，才考虑到合并冠心病而行相关检查。而冠状动脉病变多为严重三支病变，弥漫性病变。这是由于糖尿病患者的神经末梢在长期的高血糖的影响下受损，对疼痛不敏感，即"痛阈"升高，即使发生了严重心肌缺血，疼痛也较轻微而不典型，甚至没有心绞痛症状，容易引起无痛性心肌梗死。

所以我们不能仅根据有无心绞痛而判断冠心病的轻重及预后。

23 缺血性心肌病不是冠心病

❓ 认知误区

冠心病的临床表现主要是心前区的疼痛，缺血性心肌病患者并没有胸痛，因此就不是冠心病。

正解与忠告

冠心病有以下几种类型：心绞痛、心肌梗塞、缺血性心肌病、隐匿性冠心病以及猝死。临床最常见的是前三种。

缺血性心肌病是由于冠状动脉病变造成心肌缺血，或陈旧性心肌梗塞导致心肌收缩功能障碍，临床上主要表现为心脏扩大、心力衰竭、心律失常。患者的主要症状是胸闷、气短，心慌，活动后加重，严重者不能平卧、纳差、浮肿，尤以下肢明显，早晨下肢浮肿减轻，下午加重；出现心悸、乏力，甚至黑朦、晕厥。可合并各种心律失常，如房颤、房早、室早、短阵室速以及房室传导阻滞或室内传导阻滞等。

要诊断缺血性心肌病,需要与扩张性心肌病、高血压心肌肥大、心肌炎等引起心脏扩大的疾病相鉴别。治疗上除了纠正心功能,控制心律失常,减轻症状之外,还应进行冠状动脉造影,必要时行介入治疗,改善心肌供血,方可减轻患者症状,改善预后。

24 老年人出现房颤就是冠心病

❓认知误区

老年人发生房颤,会出现心慌、胸闷、气短、头晕等症状,提示已经患有冠心病了。

📄正解与忠告

房颤是临床上非常多见的一种心律失常,尤其在老年人中发生率更高。房颤的产生原因很多,几乎各种心脏疾病均可引发房颤。如冠心病、心肌病、高血压病、先天性心脏病、风湿性心脏病、肺源性心脏病、糖尿病心肌病等,其他疾病如甲状腺功能亢进症也常伴发房颤。除此之外,有些患者没有任何器质性病变,也会出现房颤,医学上称为"特发性房颤"。

房颤是心房以 300～600 次/分的频率发生颤动,这么快的频率相当于心房静止,也就是说,心房已经没有规律的收缩。当房颤发生时,患者的心律绝对不整齐,患者会感到心慌;当心率明显增快时会出现心功能不全的表现,如胸闷、气短、水肿等;由于心房的静止,血液在心房瘀滞会形成血栓,而一旦血栓脱落即可引起栓塞的表现,最常见的是脑栓塞。

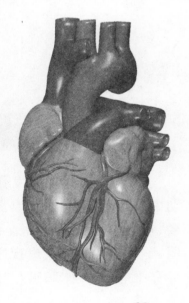

因此,房颤只是一种心脏病的表现,它并不等同于冠心病。

25 活动中出现心绞痛没有关系,继续活动就好了

认知误区

冠心病的病人不应该卧床休息,要多活动,如果在活动中出现心绞痛也没有关系,继续活动,坚持一会儿就好了。

正解与忠告

心绞痛是由于心脏的冠状动脉狭窄或痉挛,导致相应区域心肌缺血缺氧而产生的症状。

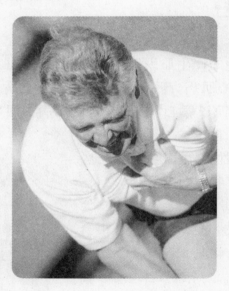

不同的人心绞痛发作情况不同。特别提醒大家要关注"运动中出现的痛",这是冠心病最典型的症状。如患者在走路、上楼、打球中出现胸骨后或心前区压榨样或紧缩样疼痛,或胸部有闷、憋、堵等不适,或出现呼吸急促、喘不过气来的现象,感觉"胸部有压迫感"、"闷胀感"、"憋闷感",要引起高度注意,因为这种运

动负荷下的症状最能提示"心肌缺血"。当运动量增加,心肌需要的血流量也就明显增加,而由于冠状动脉的狭窄,使得心肌的需血量不能得到满足,就会出现上述症状。

在活动中出现心绞痛应立即停止体力活动,就地休息,设法消除寒冷、情绪紧张等诱因,立即舌下含化硝酸甘油或消心痛1片,如未缓解,隔5到10分钟再含化一次,连续3次含化无效,胸痛、胸闷持续30分钟以上者就有发生心梗的可能,应立即送医院治疗。

26 发作性胸痛一定是心绞痛

❓ 认知误区

一阵、一阵发作的胸骨后疼痛,一定是冠心病心绞痛,应该进行冠状动脉造影检查来明确病情。

正解与忠告

冠心病心绞痛区别于其他疾病的表现就是"发作性",一般持续数分钟到半小时之内,发作之后完全缓解。

返流性食道炎有时也具有这一特征。阵发性胸痛,伴胸闷、气短,恶心、腹胀、返酸,且胸痛多在饭后1～2小时,与体位有关,平卧位加重,站立位减轻。仔细询问病史,了解症状与消化道症状的关系,不难进行鉴别。此外胸痛发作时的心电图是否有改变也可提供鉴别的依据。对同时具有冠心病危险因素,心电图提示心肌缺血患者,也可行食道钡餐检查及冠脉CT血管成像检查以明确病情。

返流性食道炎是因为酸性胃内容物返流到食管中下段黏膜感受器,通过迷走神经反射引起胸痛。饭后1～2小时时胃酸分泌最多,平卧位胃酸容易返流至食道,损伤食道黏膜引起胸痛。

为了减少胃食管返流,睡觉时可将枕头抬高10～15厘米,以舒适为宜。因为餐后易致返流,故睡前不宜进食。餐后某些体位改变也可引发烧心、胸痛症状,如平卧、弯腰、用力排便,应尽量避免。喝浓茶、咖啡、饮酒,进食辛辣粗糙食物均会诱发胃食管返流,应严格控制。可服用抑制胃酸分泌的药物和促胃肠动力药,胸痛症状会迅速缓解。

27 急性心肌梗塞会突然发生,没有先兆,很难预防

？认知误区

急性心肌梗塞发生都很突然,没有先兆,患者及家属不能早期发现,因此在日常生活中很难预防。

正解与忠告

急性心肌梗塞的发生,绝大多数患者都是有先兆的,只是患者及家属对这些先兆症状不了解,不重视,直至严重病情出现。在临床工作中,对急性心肌梗塞患者及家属仔细询问,总会发现患者发病前有一些症状,有些是因为症状非常轻微,患者不以为然而已。由此可见,了解急性心肌梗死的先兆表现,及早到医院就诊,及早预防具有非常重要的意义。

急性心肌梗死都有哪些先兆症状呢?已经有冠心病心绞痛发作的患者,近期胸闷、胸痛、气短发作较以前频繁了,以前一、二月发作1次,现在几乎每天都发作;或者胸闷、气短症状较以前加重了,以前上三层楼没有问题,现在上到二层就胸闷、胸痛了,并伴明显出汗,乏力;或以前胸闷、胸痛十余分钟就缓解了,而现在超过半小时仍不能缓解。这些表现就已经提示即将要发生急性心肌梗塞了,要尽快到医院就诊,住院治疗来避免急性心肌梗塞的发生。

对于既往无冠心病的患者,平素自觉身体健康,如果近期出现胸口不舒服,憋闷感,几分钟后又完全正常了;嗓子像烟呛了一

样,或颈部紧缩感;或夜间睡眠中憋醒,伴明显出汗,甚至会浑身湿透;或无明显原因的乏力,四肢发软;或平常身体很好,在运动时感胸口难受、出汗、气短等等。一旦出现上述表现,一定要及时到医院就诊,行心电图、运动心电图、心脏超声,甚至心脏的冠状动脉 CT 血管成像等检查以明确病情。

28 心电图为"心肌缺血",一定是冠心病

❓ 认知误区

心电图是诊断冠心病的重要工具,心电图显示"ST-T 改变,""心肌缺血",提示患者得了冠心病,需要进一步检查、治疗。

正解与忠告

心电图在诊断冠心病心肌缺血方面有重要价值,是心内科医师不可或缺的主要工具。但是,普通十二导联心电图对冠心病的诊断价值仅仅为 30% 左右,我们不能因为心电图是"心肌缺血"诊断就判断患者患有冠心病,从而引发患者的恐慌心理。

心电图出现"ST-T 改变",如 ST 段下移,T 波导致,就可诊断为"心肌缺血",但这仅仅是心电图诊断,不等同于真正意义上的心肌缺血,也就是冠心病所致的心肌缺血。

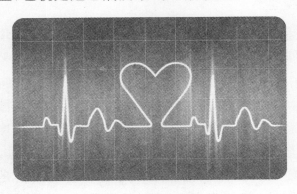

临床上有许多情况均可造成心电图"ST-T改变"，如高血压心肌肥厚、扩张性心肌病、肥厚性心肌病、预激综合征、传导阻滞、心脏神经症等等。只有在心肌缺血发作时，患者出现缺血性胸痛，心电图出现ST-T改变，当缺血性胸痛缓解，心电图ST-T改变消失或减轻，即心电图改变与心绞痛发作相一致时，才考虑冠心病所致心肌缺血。

有些患者有明确的心绞痛发作，而心电图仍为正常。这类患者心电图正常并不意味着没有冠心病。事实上，当患者患有严重冠心病，冠状动脉病变为多支、多处时，心肌缺血的范围较广时，心电图反而会正常。

因此，心电图异常，可提醒患者进一步检查，排除引起心电图异常的其他疾患，而心电图正常也不能完全排除冠心病，要根据患者的临床表现，详细的病史，确定进一步的检查及治疗。

29 心电图运动试验可以诊断冠心病

认知误区

心电图运动试验对诊断冠心病具有重要意义，如果运动试验结果是阳性，就可以诊断冠心病了。

正解与忠告

心电图运动试验是通过一定负荷量的生理运动，增加心肌耗氧量，了解受试者冠状动脉病变的检查方式。临床上多采用跑步机，让患者在心电监测的情况下在跑步机上逐级运动，来判断心电图的变化。方法简便、实用、无创伤，比较安全，是目前临床对可疑或已知冠心病患者进行检测、评估的常用的诊断技术。

运动试验结果阳性，并不等同于冠心病心肌缺血，要结合患者的临床表现及其他器械检查结果综合分析。尤其是女性患者易于出现假阳性，某些患者也可出现假阴性，因此对结果的判断要慎重。目前冠状动脉造影仍是目前确诊冠心病的"金标准"。

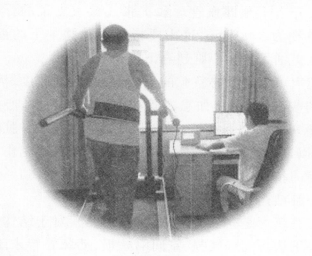

　　心电图运动试验虽然简单、易行,但在临床应用中仍有局限性。比如急性冠脉综合征、严重心律失常、心力衰竭、严重心肌炎、心肌病、未控制的高血压以及高龄、活动不便者均不建议行心电图运动试验检查。

30 心脏超声可以确诊冠心病

❓ 认知误区

　　冠心病的诊断除了可以做心电图外,还可以行心脏超声检查,而且心脏超声检查优于心电图,可以确诊冠心病。

正解与忠告

　　冠心病是冠状动脉性心脏病,归根结底是由于心脏动脉血管——冠状动脉发生狭窄、痉挛或闭塞所致。目前冠状动脉造影仍是确诊冠心病的"金标准"。造影显示冠状动脉狭窄50%以上方可诊断冠心病,否则只能诊断冠状动脉粥样硬化。狭窄程度大于 70%，会造成血管远端心肌供血障碍，导致心绞痛，这一标准也是是否行介入干预即血管球囊扩张或植入支架的标准。正常冠状动脉直径为 3～6mm，这主要指冠状动脉主干的近段，较远段的血管就更细了。在心脏超声下很难观察到。

心脏超声可以观察心室腔的大小，心室壁的厚度、活动度，以及心室壁的收缩力度，比如患者既往曾患心肌梗塞，心脏超声就可观察到梗塞区域心肌变薄，收缩无力；可以观察心脏瓣膜的关闭情况，可以通过心脏收缩期、舒张期心腔大小的变化计算出反映心脏收缩的指标射血分数（EF 值，正常应大于 55%），医师可根据上述心脏结构及功能指标判断患者病情。

因此心脏超声是一项非常重要检查，尤其对于结构性心脏病如先天性心脏病房间隔缺损、室间隔缺损、动脉导管未闭等，以及瓣膜性心脏病如二尖瓣、三尖瓣狭窄或关闭不全，主动脉瓣狭窄或关闭不全等，以及是否存在心包积液，超声检查即可确定诊断。而对于冠心病，超声检查作用有限，因此它并不能确定冠心病的诊断。

31 "心肌酶"升高就是心肌梗塞

认知误区

患者有胸闷、气短的症状时，医师会让患者检查"心肌酶"，如果"心肌酶"升高，就是心肌梗塞了。

正解与忠告

目前常检测的心肌酶包括乳酸脱氢酶、肌酸磷酸激酶以及谷草转氨酶，这些酶是心肌细胞代谢所必需的，存在于正常的心肌细胞内。当心肌细胞受损时随着细胞壁的破裂而释放入血，抽血检查时即可发现其水平升高。当患者同时出现症状，如胸痛、胸闷、气短，以及心电图提示 ST-T 改变时，这些酶的升高提示存在

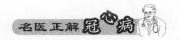

"心肌梗塞",即心肌细胞的坏死。如果患者没有相应的症状,或有症状,当心电图无改变,"心肌酶"升高的意义判断就要慎重了。

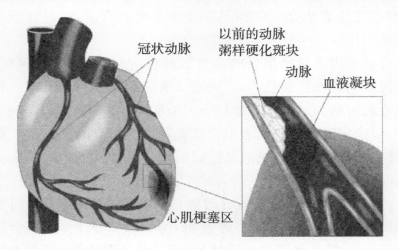

这是因为不仅仅是心肌细胞内有这些酶,机体其他细胞如骨骼肌细胞、肝细胞内也有这些酶,也就是说,这些酶的特异性不是非常高。比如一个人刚刚参加剧烈的体育活动,跑步 1000 米,或进行一场激烈的足球赛,他的"心肌酶"就可能升高;合并严重的肝病患者,他的"心肌酶"也可能升高。

因此,只有患者出现严重胸痛、心电图呈心肌缺血、心肌梗死的改变,心肌酶的升高才提示患者发生了心肌梗塞。

32 "肌钙蛋白"升高一定是心肌梗塞

❓认知误区

肌钙蛋白是一种先进的检查心肌梗塞的手段,肌钙蛋白升高,就一定有心肌梗塞了。

正解与忠告

肌钙蛋白是心肌细胞内收缩蛋白的一种成分,相对于传统的

"心肌酶",它的心肌特异性很高,也就是说,"肌钙蛋白"升高,高度提示心肌细胞受损,它是反应心肌细胞受损的非常敏感的指标,对临床患者病情的判断具有非常重要的意义,目前已经在医院广泛应用。

也就是因为肌钙蛋白的高度敏感性,使得临床上各种病变,只要能影响到心肌细胞的,均可造成血中肌钙蛋白的升高。常见的如心脏疾病:心肌炎、心肌病、心衰;肺部疾病:肺心病、肺栓塞;神经、肌肉病变:皮肌炎、多发性肌炎;以及系统性红斑狼疮、败血症、肾功能损害等均可见肌钙蛋白的轻度升高。因此在临床分析病情时应注意。

此外,肌钙蛋白的升高有时间性,即我们所说的"时间窗"。在心肌细胞受损后 3～6 小时开始升高,1～2 天达高峰,会持续 10～14 天。如果患者在心肌梗死后 1～2 小时入院,抽血查肌钙蛋白可能是正常的,如果在心肌梗塞后半月左右入院,抽血查肌钙蛋白也可能是正常的。

33 冠状动脉造影对人体损害很大,不可轻易采用

❓ 认知误区

冠状动脉造影是一种手术方式,造影剂对人体伤害很大,轻易不可行冠状动脉造影。

📝 正解与忠告

冠状动脉造影仍是目前确诊冠心病,明确冠脉病变的"金标准"。近年来,冠脉 CTA 检查应用日益广泛,高分辨率 CTA 检查机逐渐应用于临床,如 320 排高分辨率 CT,对冠脉病变判断的准确性大幅度提高,且不受心率影响。但这种检查结果仍达不到 100% 的准确。冠状动脉造影仍是目前其他非创伤性检查所不能替代的确诊方式。

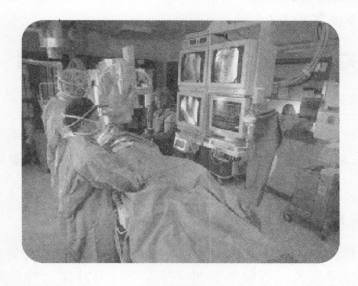

　　冠状动脉造影是一种微创的检查方式,选择患者桡动脉(右手腕部)或股动脉(大腿根部)(近年来随着技术的提高,器材改进,桡动脉已成了主要的冠脉造影血管)来进行血管穿刺,具体做法为:在动脉表面皮肤局麻,穿刺动脉,送入直径不到2mm的造影导管,沿动脉血管到达主动脉根部,冠状动脉开口就在这一位置,调节造影导管的方向即可将造影导管头端送入冠状动脉开口。透视下小心注入造影剂(在X线下呈不透光的黑色),冠状动脉即可如树枝状清晰显影。我们就可以分析判断冠状动脉的病变了。造影完成,撤出造影导管,动脉穿刺处加压包扎。桡动脉穿刺可直接走回病房,股动脉穿刺者需加压止血,静卧24小时即可下床活动。

　　冠状动脉造影过程中要注入造影剂,虽然近年来已经选用非离子造影剂,过敏的发生率及对肾功能影响都很小。术前严格掌握适应症,术后多饮水或给予水化治疗,可明显减轻造影剂肾病的发生率。

　　如患者已经存在肾功能障碍、对造影剂过敏、发热、凝血功能异常以及没有控制的高血压、心律失常、电解质紊乱等均不宜行冠状动脉造影检查。

㉞ 冠状动脉造影显示狭窄越重,病情越重

❓ 认知误区

冠心病就是冠状动脉血管狭窄造成心肌供血减少而导致的心脏病,冠状动脉造影结果显示管腔狭窄越严重,患者病情就越重。

📋 正解与忠告

冠状动脉粥样硬化斑块导致血管腔狭窄,对血流的影响的确与狭窄程度相关。当狭窄超过 70%,即可引起缺血性胸痛的临床表现。而分析冠状动脉造影的结果,要注意一下几点:

首先是病变血管的位置。左冠状动脉起始段(左主干)50%左右的狭窄,足以引起严重的临床表现,甚至猝死;左前降支近中段的高度狭窄(70%以上)也会引起前壁、甚至广泛前壁心肌的缺血,进而导致左室收缩功能障碍,引发严重心律失常;同样右侧冠状动脉近段的高度狭窄,除了会引起左室下壁的心肌缺血外,还可造成严重心动过缓或房室传导阻滞。其余分支或血管远段的高度狭窄对机体的影响就要小些。

其次是病变的类型。稳定的斑块即便造成管腔严重狭窄,只会导致稳定型心绞痛;而斑块表面破溃、糜烂,即便狭窄程度不重,也会诱发急性血栓形成造成严重的后果。因此对冠状动脉造影结果,不能只根据狭窄的程度,要综合判断。

㉟ 冠状动脉造影从手上做比从腿上做更安全

❓ 认知误区

冠状动脉造影可以从手上做,也可以从腿上做,手上血管小,

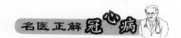

因此从手上做比从腿上做更安全。

正解与忠告

冠状动脉造影是将造影导管经外周动脉送至主动脉根部,然后将造影剂注射至主动脉根部的左右冠状动脉开口,冠状动脉就像树枝一样清晰显影,这样就可以判断冠状动脉的病变了。至于从手上做,即经右侧上肢的桡动脉,还是从腿上做,经右侧股动脉,在安全性方面,两者并无明显区别。经桡动脉,或经股动脉只是造影的血管入路选择问题,对造影的结果无任何影响。

桡动脉管径细,位置肤浅,容易穿刺,术后容易止血,患者术后不需要卧床,因此更易被患者接受。但也存在容易痉挛,致穿刺失败,容易出现血管夹层,术后血管闭塞等并发症。近年来,随着造影导管设计更加细小,越来越多的患者接受经桡动脉的冠状动脉造影。只是在患者桡动脉先天畸形,桡动脉迂曲,或已经出现夹层时,可选择从股动脉造影。尤其对于体型瘦小的老年女性,桡动脉穿刺常较困难,而股动脉穿刺则较容易。

因此,选择从手上,还是从腿上行冠状动脉造影,取决于患者的实际情况。

36 冠状动脉造影显示血管有问题,就一定要放支架

认知误区

冠状动脉造影检查是一种微创手术,用来诊断冠心病。造影发现冠状动脉血管有问题,医师就要放置支架。因此,不要轻易接受冠状动脉造影。

正解与忠告

近年来,冠心病的发病率明显增加,接受冠状动脉造影检查

的患者也越来越多,但大家一定要明确,冠状动脉造影只是一种微创的检查方式,是目前确诊冠心病的"金标准"。并不是所有接受冠状动脉检查,发现血管有问题的患者,都要放置支架。

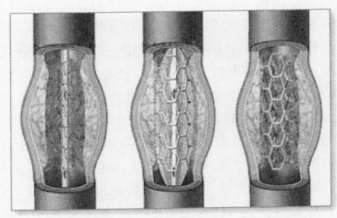

支架进入　　　　支架扩张　　　　安好放支架

冠状动脉造影显示冠状动脉病变有多种形式,如:狭窄、钙化、夹层、血栓、溃疡、糜烂、痉挛、心肌桥以及冠状动脉起源异常、冠状动脉瘘等,且病变有单支简单病变,多支弥漫性病变以及严重的左主干病变等各种形式。是否需要介入治疗,放置支架,取决于病变的类型、部位、严重程度,需要结合患者的临床症状、合并疾病来决定。如单支病变,狭窄程度超过70%,患者有心绞痛的症状,就可以考虑放置支架;狭窄程度小于70%,患者无症状,或远段小血管病变(血管直径小于2.5mm),则不需要放置支架,服用药物即可;如严重左主干及三支病变,弥漫性病变,预计放置支架超过3个,则可考虑行冠脉搭桥手术或药物保守治疗,不宜放置支架。

因此,冠状动脉造影是诊断冠心病,了解冠状动脉病变,确定治疗方案的重要手段,且简单易行,应积极采用。至于是否行支架治疗,取决于患者冠状动脉的病变类型以及临床表现,而不是

"造影就要放置支架"。

37 心肌桥是冠状动脉的先天性变异,对身体无危害

❓ 认知误区

在行冠状动脉造影或心脏CTA检查时经常会听到"心肌桥"这一概念。这是一种心脏冠状动脉的先天性变异,对身体并无危害。

📋 正解与忠告

心肌桥是由于本应当走行于心脏表面的冠状动脉走行于心肌层,在心脏收缩时,这段血管被压扁,在心脏舒张时血管恢复正常内径。又称为"壁冠状动脉"。

心肌桥虽为心脏冠状动脉先天性走行异常,但它并不是对身体无害。严重的心肌桥同样会造成心肌缺血,同样会出现心绞痛。是否会有症状取决于冠状动脉受压的程度。如果收缩期明显压扁,舒张期血管不能回复,就会对供血造成影响。

有症状者可先选药物治疗,如硝酸酯类、β受体阻滞剂、钙离子拮抗剂等,阿司匹林可预防心肌桥内血栓形成。支架植入对心肌桥而言效果不佳,不宜选用。严重者可行外科手术治疗。

38 刚做完健康体检,近期不会得冠心病

❓ 认知误区

近年来,越来越多的人重视健康体检,体检中心越来越多。很多人认为,刚做完体检,心电图正常,近期就不会患冠心病了。

正解与忠告

目前大多数体检中心设置的体检项目较为简单,如心脏方面检查主要是心电图和心脏超声检查。这两项检查正常,并不能排除冠心病。心电图对冠心病的诊断率较低,心电图正常并不能排除冠心病,有些严重多支、多处病变,心电图反倒是正常。心脏超声也只能看到冠状动脉主干近段约10mm长度的范围,通过超声无法判断冠状动脉的病变。

定期体检可及时发现问题,这是现代人对健康状况重视的一个良好的习惯。但体检正常,也不能掉以轻心,仍应坚持健康的生活方式,摈弃陋习。如有胸闷、气短、心慌、头晕等症状及时到心内科门诊就诊。

39 冠状动脉CT血管成像可取代冠状动脉造影

认知误区

冠状动脉造影是创伤性检查方法,对人体危害很大,冠状动脉CT血管成像检查(CTA)是非创伤性检查,同样也可明确冠状动脉病变,因此可以取代冠状动脉造影。

正解与忠告

随着科技进步,多层螺旋CT在临床得以广泛应用。尤其在冠状动脉病变筛查方面有重要临床应用价值。其优点为:非创伤性,患者可经浅表静脉血管注入造影剂,即可进行冠状动脉CT成像,不需要穿刺动脉血管;图像清晰,尤其对于钙化病变、心肌桥判断准确。缺点为:图像清晰度受患者心率的影响,如心率快,图像欠清晰,可能出现错层,影响对病变的分析;对病变狭窄程度的判断存在误差,与冠状动脉造影结果相比有差别,两者并非完全一致;患者接受的射线量比冠状动脉造影更大,因此不宜短期

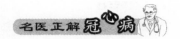

内重复应用。

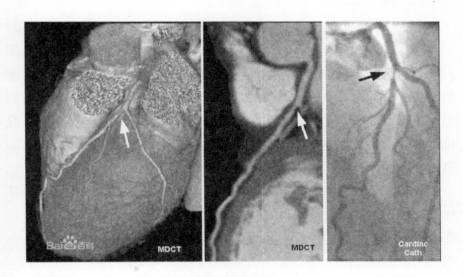

    如果患者临床表现冠心病的可能性不是很大,仅仅为明确诊断,可建议患者行 CTA 检查;具有冠心病危险因素,作为冠心病筛查目的,也建议行 CTA 检查;此外,已经行冠脉内支架安置术、冠脉搭桥术后的检查,非冠心病患者的心脏手术如瓣膜置换术前对冠状动脉病变的排查,均建议患者行 CTA 检查。而对于临床表现具有明确心肌缺血证据,建议直接行冠状动脉造影,根据造影的结果确定治疗方案。如病变适合行介入治疗,可在与家属协商后直接行支架植入手术。

40 同位素心肌显像可以诊断冠心病

？认知误区

    同位素心肌显像(心脏 ECT)检查是一种非创伤性检查方法,可以确诊冠心病,因此可以取代冠状动脉造影。

正解与忠告

　　同位素心肌显像是利用正常或有功能的心肌细胞可以摄取一些同位素标记的化合物的作用,在静脉注射这些化合物后,用γ照相机或CT进行心肌平面或断层显影,可发现正常或有功能的心肌显影,而坏死的心肌或缺血的心肌则不显影(缺损区)或影像变淡(稀疏区),以此来诊断心肌病变及心肌的供血情况,因此也是诊断冠心病的一种非创伤性手段。有两种检查方式:静息心肌显像和运动负荷心肌显像。

　　冠状动脉造影是从冠状动脉解剖学的角度来判断冠状动脉病变,而心脏ECT是从血流动力学角度来判断冠心病的严重程度,两者结果互为补充,而不能相互代替。例如:心脏ECT显示明显心肌灌注不良,而造影显示供应相应心肌的血管狭窄小于70%,这一血管病变也应该行支架治疗;如果造影显示血管轻度狭窄或小血管病变,而ECT显示运动负荷后明显心肌灌注不良,提示造影显示轻度的冠脉病变仍然造成心肌灌注不良,应该加强药物治疗。

　　此外,心脏ECT所显示的"心肌灌注缺损、心肌灌注不良"不仅仅为冠脉病变所致,其余原因的心肌炎、心肌病均可出现类似的结果,因此诊断冠心病的特异性不如冠状动脉造影;而敏感性过高,造成临床应用中假阳性结果,影响对病情的判断;加之费用较高,患者对注射"同位素"的顾虑,也限制了这一检查在临床的广泛应用。

41　阿司匹林肠溶片副作用大,不能长期服用

认知误区

　　阿司匹林肠溶片副作用大,可引起胃肠道反应如腹痛、恶心,呕吐和腹泻,出血如胃肠道出血、皮肤黏膜出血,甚至脑出血等,

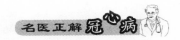

不能长期服用。

正解与忠告

阿司匹林是全世界应用最广泛的心脏病和脑卒中的预防药物,超过 1/3 的美国成年人每天服用阿司匹林。在预防心脏病和脑卒中方面,推荐应用小剂量阿司匹林(每日 75～100mg)。小剂量阿司匹林的使用,不仅可以防止血栓形成,而且使胃肠道出血等副作用减至最小。

阿司匹林通过抑制血栓素 TXA2 生成,从而抑制 TXA2 诱导的血小板聚集,因而具有抗血栓形成的作用,已被广泛用于预防和治疗心血管和脑血管疾病。阿司匹林常见的不良反应为胃肠道反应,如腹痛和胃肠道轻微出血,极少数病例在长期服用阿司匹林肠溶片后由于胃肠道隐匿性出血导致贫血,出现黑便(严重胃出血的症状)。有报道个别病例出现肝肾功能障碍、低血糖以及皮肤病变(多形性渗出性红斑)。

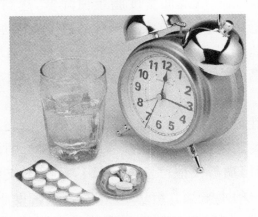

是否长期服用阿司匹林需要权衡获益与风险。虽然阿司匹林具有一定的导致出血的潜在风险,研究显示,对于曾经发生过心脏病或脑卒中的人来说,应用小剂量阿司匹林的获益总是高于风险;对于没有患过心脏病和脑卒中的人,如果患者存在高血压、

高血脂、高血糖、吸烟、肥胖等危险因素,预期发作心脏病、脑卒中的风险较高,则服用小剂量阿司匹林是有益的。

42 冠心病患者服用他汀类药物,只要血脂正常就可停掉

认知误区

冠心病病人多合并血脂升高,他汀类药物是降血脂药,冠心病患者服用他汀类药物主要是降低血脂。因此,当血脂达到正常范围后就可以停用他汀类药物了,不然就对肝肾都不好,而且也花钱。

正解与忠告

冠心病的二级预防中,他汀类药物是十分重要的药物。它不仅使血脂中胆固醇以及低密度脂蛋白降低,达到合理的水平,而且能改善血管内皮功能、抗炎抗氧化,最终稳定动脉粥样斑块,减少由斑块不稳定或者斑块破裂导致的急性心血管事件的发生。因此他汀类药物在冠心病患者的治疗中是最基本的药物,需要长期服用。

对于急性冠脉综合征的患者(如不稳定性心绞痛、急性心肌梗塞),他汀类药物需要强化治疗,即较大剂量的使用(如阿托伐他汀 40mg/日,瑞舒伐他汀 20mg/日),目的不仅使血脂下降,即低密度脂蛋白的水平 <1.8mmol/L 或者低密度脂蛋白较治疗前降低 50% 以上,同时也发挥这类药物稳定冠脉内斑块,抑制血管炎症,改善血管内皮功能等作用。急性期过后可减量维持,长期服用。

在使用他汀类药物治疗的过程中,需要定期抽血查肝功、肾功。他汀类药物在长期应用中常见的副作用是肝功能的损害及

肌肉疼痛。有些患者在服用他汀类药物期间出现肩背部、臀部肌肉疼痛，就可能是药物的副作用，多数患者对此不知情，而去骨科、风湿专科就诊。这些副作用的发生率非常低，定期抽血检测肝功、肾功、肌酶，有助于及时发现不良反应，及时处理。停药后这些副作用即可消失。

43 服用他汀类药物期间，至少每月都要查肝肾功

认知误区

他汀类药物的副作用很大，特别是可以引起肝肾功的损伤。因此，在口服此类药物期间，需要密切监测肝肾功的损伤，至少每月都需要抽血检查一次，了解体内肝肾功的改变。

正解与忠告

他汀类药物作为降血脂、稳定斑块的药物，是冠心病治疗的基本药物，建议长期使用。但是，由于存在个体差异，对不同的人群，他汀类药物可能会引起不同的副作用。这些副作用多为轻度和一过性，最常见的是便秘、腹胀、消化不良和腹痛，其他有肝功能生化指标的异常，如转氨酶升高（发生率0.7%），多发生在用药的前3个月内，降低用药剂量或停止用药后，转氨酶水平恢复正常，无任何后遗症。从未发生肝功能衰竭的报告。出现肾功损害的极为罕见。

但是，临床上为了用药安全，对用药前已经存在活动性肝病或原因不明的转氨酶持续性升高患者，他汀类药物应禁用；对过量饮酒或曾有肝脏疾病史患者应慎重使用。常规使用中，推荐对本品治疗前、治疗开始后3月，及剂量增加后3月进行肝、肾功能检测，此后可定期监测肝、肾功能，一般每半年检测一次就可以了，而不必要每月抽血化验。

44 速效救心丸需常备身上以防不测

？认知误区

速效救心丸，顾名思义，是快速救命的妙药，我们需要常备在身上，只要感觉到心慌、胸闷、气短、头晕、头痛等不适，一含服就好，可以省去医院看病，又便宜又方便。

正解与忠告

速效救心丸是中成药制剂，主要成分为冰片，川芎，中医认为其能行气活血，祛瘀止痛，西医认为它能舒张血管平滑肌，扩张冠状动脉，因此在一定程度上它能通过扩张冠状动脉而缓解心绞痛。但它绝不是万能药，也不是救命神药，也不能替代正规医院的救治。如果有冠心病，出现胸闷、胸痛等心绞痛症状，除了立即去医院就诊外，最好含服硝酸甘油等硝酸酯类制剂，如果没有这些药在身边，速效救心丸也暂可替代缓解症状；如果患者持续感胸部憋闷痛，存在心肌梗死发生的可能，则决不能将生命寄托在这一个药上，应去正规医院就诊，以免耽搁了治疗。如果患者有头晕、头痛、恶心等非心源性的问题，含服速效救心丸则没有任何作用。

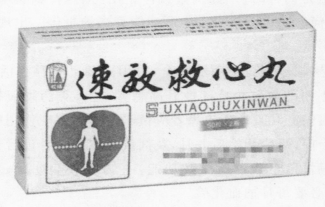

因此它并不是包治百病的药,不能替代正规就医。另外,长期使用速效救心丸,因其含冰片,在部分患者或本身有胃部疾患的患者可导致胃部不适。

45 冠心病通过中医中药能完全治愈,西药解决不了病根

认知误区

中医对慢性病能治根,治本,西医只能缓解症状,治标。冠心病也不例外,西医需要终生服药,根本不能除根,而中医中药则能治根,因此,冠心病的治疗要依靠中医。

正解与忠告

冠心病全称是冠状动脉粥样硬化性心脏病,是冠状动脉粥样硬化导致血管腔狭窄或闭塞,使心肌缺血、缺氧甚至部分心肌坏死的心脏疾病,与年龄、遗传、饮食习惯(高脂肪、高盐、高糖)、吸烟、高脂血症、高血压、糖尿病等因素密切相关。血管一旦出现动脉粥样硬化或狭窄是不可逆的,药物治疗的主要目的是稳定病变,延缓病情的发展,如积极控制三高(高血压、高血糖、高血脂),应用阿司匹林等。近年来有研究认为他汀类药物长期应用可消减动脉粥样硬化斑块,但目前尚未得到公认。一旦发生血管急性栓塞,溶栓药物也只能起到使栓塞的血管开通,或需要紧急行冠脉支架植入以开通栓塞局部的血管。目前尚没有能使已经发生粥样硬化的动脉恢复如初的神丹妙药,就如同目前尚没有返老还童的药物一样。

至于中医中药能治本,也只是从气血阴阳方面的综合调整,使用能行气活血通络的药物改善症状,最大的治疗效果也是稳定斑块,稳定病情。绝对不可能完全逆转血管的粥样硬化!而且如

果要达到这个作用,依然需要长期服药,不可能一蹴而就,一次用药或者一次治疗解决根本问题。

46 急性心肌梗死时,溶栓治疗是最好的选择

认知误区

发生急性心肌梗死,就是冠状动脉突然发生血管栓塞,血流不通,这时不管患者处于什么情况,紧急抢救的最好方法是尽快使用溶栓药物把血栓溶掉,使血流通畅。

正解与忠告

急性心肌梗死多发生在冠状动脉粥样硬化狭窄的基础上,由于某些诱因致使冠状动脉粥样斑块破裂,血中的血小板在破裂的斑块表面聚集,形成血栓,突然阻塞冠状动脉管腔,导致心肌缺血甚至坏死。常表现为剧烈而持久的胸骨后疼痛,常可危及生命,因此需紧急处理。

在急诊经皮冠状动脉介入治疗(PCI)技术开展前,或者在无条件实施 PCI 手术的基层医院,急诊溶栓仍然是首先应考虑的治疗方式。溶栓的最佳时间窗为发病 6 小时内,如果超过 6 小时,患者还有胸痛,仍可考虑溶栓。但如果已经超过 12 小时,就不能溶栓了。

选择溶栓治疗一定要认真判断适应症和禁忌症。如患者有发生致命性出血的风险(近半年内做过手术,消化道出血,脑出血或脑梗塞),高龄(大于 75 岁)、严重高血压等,则不宜行溶栓治疗。

与溶栓相比,直接 PCI 能更有效开通梗死相关血管,严重出血并发症少。在有条件、有经验,并且能进行 24 小时 PCI 的医院应首选行 PCI 手术治疗。

因此,不是说急性心肌梗死发生后不管患者处于什么情况,

溶栓治疗都是最好的选择,而应该根据患者症状发作的时间,是否合并低血压、休克、心力衰竭、严重心律失常,出血的风险以及就诊医院的技术条件,以及转运至上级医院导管室所需时间等等,综合考虑来选择最适合患者的血管开通策略。

47 普利类/沙坦类药物是降压药,冠心病患者不宜使用

？认知误区

普利类/沙坦类药物是降压药,冠心病病人不能服用;这类药物会损害肾脏,已经有肾功能不全的病人可能导致肾功能进一步恶化,因此合并肾脏不好的病人绝对不能使用。

正解与忠告

普利类/沙坦类药物在心内科应用很多,如有卡托普利、依那普利(依苏)、贝那普利(洛汀新)、雷米普利(瑞泰)、咪达普利(达爽)、坎地沙坦(维尔亚)、厄贝沙坦(安博维)、替米沙坦(美卡素)、缬沙坦(代文)等等。这类药物通过不同途径抑制肾素－血管紧张素－醛固酮(RAS)系统,使得能够收缩血管,升高血压的因子血管紧张素Ⅱ的含量下降或作用减弱,从而降低血压,因此这类药物首先是一种降压药。但需要大家明确的是,这类药物的降压力度都非常弱,经常要与其他降压药如钙离子拮抗剂、利尿剂等联合应用,如果单独应用这类药物,血压一般很难控制理想。

这类药物的临床应用并不仅仅局限于降压,因为它在降压的同时,还可以逆转高血压所致动脉血管壁的重塑,逆转长期高血压导致的心肌肥厚,减轻心脏负担,改善心功能。从而广泛应用于高血压、冠心病、心肌病及各种病因所致的心力衰竭中。同时由于能够改善肾脏的血流灌注,消减尿蛋白,因此这类药物也常

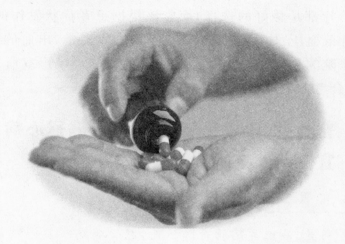

用于糖尿病合并肾病，以及非糖尿病肾病中。但由于这类药物是通过肾脏排泄，当肾功能已经严重受损时（血肌酐值大于$265\mu mol/L$），就不能再应用这类药物了。

48 "心痛定"是治疗心绞痛的良药

认知误区

心痛定，顾名思义是让疼痛的心安定下来，让"心痛"不再继续，因此可用于心绞痛发作时舌下含服使用。

正解与忠告

心痛定，完全与其"名不相符"！它不是用于治疗心绞痛的药，而是一种降压药！属二氢吡啶类钙离子拮抗剂，口服后迅速起效，降压作用在半小时即可达到高峰，但3～4小时后作用会消失，因此属于短效的降压药。

目前已经不建议患者长期服用这种短效的降压药，因为它会造成患者血压大幅度的波动，反倒影响重要脏器的血液供应及脏器的功能。也不建议在患者血压急剧升高时舌下含服以迅速降压。因为舌下含服，药物迅速吸收可导致血管扩张，产生急剧的，无法控制的血压下降，从而引发重要脏器灌注不足，如脑梗塞、心绞痛发作等。另外，血压的急剧降低可反射性导致心率的加快，增加心肌耗氧量，诱发心绞痛，甚至引发急性心肌梗死，严重者出现低血压休克。

因此药物一定不能通过药品名称来主观臆断，一定要遵医嘱合理正确的使用，以免酿成严重的后果。

49 冠心病患者需要每年住院静滴 1～2 次活血药

❓ 认知误区

目前在老百姓中流传着这样一种说法或者认识，老年人特别是有冠心病患者应该每年定期住院 1～2 次，静滴丹参等活血类的药物，以达到软化血管，保持血管腔通畅的作用，对冠心病的康复有益。

正解与忠告

这一问题主要涉及冠心病的二级预防。所谓的二级预防就是已经患有冠心病的患者应该如何治疗，如何保健，以预防冠心病的进展。

最重要的措施还是冠心病危险因素的控制，即积极控制高血压、高血糖、高血脂、戒烟、低脂饮食、运动、保持心态平和等等。为了便于大家记忆，简单总结为以下几个方面（A、B、C、D、E）：A：阿司匹林（aspirin）和 ACEI/ARB 类药物的使用；B：β受体阻断剂（β-blocker）和血压（blood pressure）的控制；C：他汀类调脂药物的使用（cholesterol）和戒烟（cigarette）D：糖尿病的控制（diabetes）和饮食指导（diet）；E：患者宣教（education）和锻炼指导（excise）。

平时多读书、读报，多参加健康知识宣教，定期到医院检查，听从专科医师的建议，而不轻信传言，不迷信保健品等，即可真正做到冠心病的二级预防,控制、延缓冠心病的进展,提高生活质量。

每年按时静滴活血类药物是否有效,目前尚无循证医学证据,也无指南明确规定。但是从另一角度讲,入院静滴活血类药物可以督促患者定时就医,定时全面检查,有利于医生随访观察病人,在某种程度上有利于患者病情的康复。

50 深海鱼油可代替他汀类药物用于冠心病的治疗

？认知误区

深海鱼油具有降低血脂,软化血管的功效,且来源于深海鱼,无污染,无毒副作用。而他汀类药物,虽然能降血脂,但对肝肾的损害很大。因此,深海鱼油可替代他汀类药物用于中老年人高血脂以及冠心病的防治。

正解与忠告

深海鱼油是指从深海中鱼类动物体中提炼出来的多不饱和脂肪酸成分,鱼油指富含 EPA(二十碳五烯酸)和 DHA(二十二碳六烯酸)的鱼体内的油脂,由于营养调查发现人体健康需要多不饱和脂肪酸成分维持,但人体不能合成,而且社会人群饱和脂肪酸摄入超标,因此大量商业机构开发该类补充品。

但是目前尚没有任何权威资料通过临床试验证明该品具备治疗高血脂、高血压等功效。有报道认为深海鱼油中的 EPA 具有调节血脂,清理血栓,防止血液凝固,因此具有降低血脂,防止动脉粥样硬化的作用,被称为"血管的清道夫",但目前它只属于保健品,不属于药品! 提醒大家在服用时应多加小心。

也有报道认为大剂量服用鱼油对人体有危害,主要表现在会增加出血的风险,可能引起脂肪肝、过敏反应等。而他汀类是世界卫生组织认可的调节血脂的药物,多项循证医学证据证明他汀可显著降低胆固醇和低密度脂蛋白水平。另外,他汀类药物还有降脂之外的其他益处,包括抗炎抗氧化,稳定动脉粥样斑块,改善内皮功能等。目前被广泛用于冠心病、脑梗死的治疗中,且常规剂量的长期应用,绝大多数患者都是安全的。

51　冠心病患者服用倍他乐克,只要心率不快,就可以直接停药

？认知误区

倍他乐克能减慢心率,临床上使用它的主要目的是控制心率,缓解心慌等不适,如果心率控制正常,即可以直接停用药物。

正解与忠告

倍他乐克,化学名称为美托洛尔,属于β受体阻断剂,通过抑制β受体的激活,从而抑制交感神经的兴奋,减少儿茶酚胺作用导致的心率过快,降低心肌的耗氧量,在临床中广泛使用。

一方面可用于治疗心动过速,改善患者心慌的症状;另一方面,用于急性心肌梗死和心绞痛的治疗,减轻心肌的耗氧量,减少心源性死亡特别是心肌梗死后猝死的危险,在心绞痛方面尤其对劳力性心绞痛的防治有效;还可以用于慢性心功能不全的治疗,降低交感神经的兴奋性,降低儿茶酚胺对心室重构的影响,改善心功能,降低恶性心律失常的发生,改善患者的远期预后。因此在这类患者如无禁忌症建议长期使用。

倍他乐克无论是普通平片(25mg/片)还是近期广泛应用的缓释片(47.5mg/片),在冠心病患者中应用要多加小心,要根据病情,尤其是血压、心率、心功能等选择初始剂量,然后酌情逐渐加量,长期使用本品时如欲中断治疗,需逐渐减少剂量,一般于7～10天减少1次剂量,直至普通平片小于25mg/日,缓释片小于23.75mg/日,方可直接停用。骤然停药可使病情恶化,诱发心绞

痛、心肌梗死或室性心动过速。

因此在临床使用倍他乐克时，一定不要主观臆断，自作主张。药物的使用、加量、减量或停用最好在医师的指导下进行。

52 他汀类药物可增加糖尿病的发生，应尽量少用，糖尿病患者不能使用

❓ 认知误区

新近报道，他汀类药物可增加新发糖尿病的风险，因此最好不要长期服用他汀类药物，尤其是患糖尿病的患者更不能服用。

正解与忠告

近年来，有国外报道提示，他汀类药物应用有增加糖尿病发病的风险，这一报道也引起人们的广泛关注。不过，大家不必为此惊慌。因为这些这一报道只是提示在服用高剂量的他汀类药物（阿托伐他汀 80mg/日）时才有可能发生，而且发生率非常低。这么大的剂量在我国病人中很少应用，也是国内指南没有推荐的剂量。我国阿托伐他汀常用剂量为 10mg/日、20mg/日，最大用至 40mg/日。此外对此报道，国内学者并不完全认同，因为这项报道是一观察性结果而非随机对照研究，且随访时间相对较短（5年），存在众多局限性。其可靠性需要更多的临床研究来证实。

目前大量临床研究已证明他汀类药物在降低心血管发病和死亡风险中的重要作用，这类药物已成为全球动脉粥样硬化性心血管疾病一级预防和二级预防中使用最广泛的药物之一。大多数人对他汀类药物具有良好的耐受性，其副作用通常短暂且轻微，且呈剂量依赖性，安全性良好。由于他汀类对心血管系统具有毋庸置疑的保护作用，因此在适合使用他汀药物治疗的人群中（包括糖尿病患者）需要继续使用。

53 他汀类药物只要吃着就行，无所谓类型和剂量

认知误区

他汀类药物种类很多，既然在冠心病的一级、二级预防中需长期服用，可随便选择一种，便宜就行，无需考虑剂量的问题。

正解与忠告

自从1987年美国FDA批准上市全球第一个他汀类药物洛伐他汀以来，他汀类新药不断问世。有辛伐他汀、普伐他汀、氟伐他汀、阿托伐他汀、瑞舒伐他汀等他汀类药物先后问世。其中普伐他汀、氟伐他汀和洛伐他汀的降低血中胆固醇的强度相似，辛伐他汀降低血中胆固醇的强度较普伐他汀强，阿托伐他汀的降脂作用更强。而新问世的瑞舒伐他汀在相同剂量的情况下降低低密度脂蛋白的疗效较阿托伐他汀更强一些。但是，在降低动脉粥样硬化斑块体积及降低冠心病发病率和死亡率等方面难分胜负，疗效相当。近期国内有研究显示，辛伐他汀40mg/日、阿托伐他汀20mg/日、瑞舒伐他汀10mg/日均具有稳定动脉粥样硬化斑块的作用，在上述常规剂量时三者疗效无显著差异。

国内外近期新指南推荐冠心病患者应首选强效他汀类药物，主要指阿托伐他汀和瑞舒伐他汀。不同剂量他汀会产生不同的效果，辛伐他汀40mg/日才能达到与常规阿托伐他汀（20mg/日）和瑞舒伐他汀（10mg/日）近似的疗效。因此在冠心病特别是急性冠脉事件的治疗中，不是随便选择一种他汀类药物，更不是选用低效的他汀如辛伐他汀10mg/日就期望达到疗效，应首选高效他汀。

当然，不可否认，临床医生在选择降脂药物时，不仅要考虑疗效，还需要考虑患者肝功能、血脂水平、药物的副作用，以及患者能承担的费用等问题。

54 冠心病患者支架治疗后,出现黑便与用药无关, 应继续服用

认知误区

冠心病患者接受冠脉内支架治疗后,需要服用很多药物,如果出现大便颜色变黑,与用药无关,应继续服用药物,以防支架堵塞。

正解与忠告

近年来,随着医学技术的进步,接受冠脉内支架治疗的患者越来越多。大家都知道,支架安置后需要服用双联抗血小板药物阿司匹林和氯吡咯雷(波立维),他汀类药物以及其他降压、降糖及其他对症治疗药物。其中阿司匹林、波立维需要服用1年,目的就是抑制支架内血栓形成,近年来应用的药物涂层支架需要1年的时间才能完全内皮化,也就是说,血管内皮细胞经过1年的时间才能完全覆盖冠脉内的金属支架,这样支架金属就不会裸露在血管内而诱发血栓形成了。

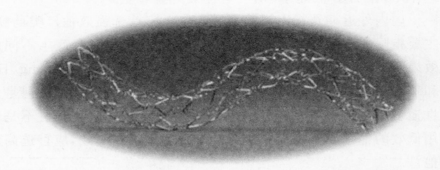

双联抗血小板治疗,即阿司匹林加氯吡咯雷(波立维)长达1年的服用,最让医师及患者担忧的就是出血。临床上最常见的部

位就是消化道出血，即黑便。因此，在服用上述药物的时候，要高度关注大便的颜色，一旦出现黑便，呈柏油样，又黑又亮，一定及时携带大便标本到医院化验检查，如果确认是消化道出血，以及血常规显示已经造成贫血，应短期停用阿司匹林，严重者停波立维1周，加服泮托拉唑、埃索米拉唑（耐信）等质子泵抑制剂，抑制胃酸分泌，减轻阿司匹林对胃肠道的损害。

但黑便不一定都是消化道出血。药物、食物均可以使得大便颜色变黑。出现大便颜色变黑，首先不要惊慌，留取大便最黑的的部分到医院化验，就可以确定了。如果是由于服用阿司匹林、波立维引起的消化道出血，必须停药至少1周，确认出血停止后可再用。如果既往合并消化道疾病，可行胃镜、肠镜、消化道钡剂检查以明确病情。对这类患者应合用质子泵抑制剂以防消化道出血，如泮托拉唑、埃索米拉唑（耐信），但不能选用奥美拉唑（奥克），因为它会影响波立维的疗效。

55 钙离子拮抗剂是降压药，冠心病患者不能用

认知误区

冠心病患者如果血压正常，就不能应用钙离子拮抗剂，因为钙离子拮抗剂是降压药，服用后血压下降对心肌血液灌注不利，因此不能选用。

正解与忠告

钙离子拮抗剂并不仅仅是降压药，它包括有三种类型：二氢吡啶、维拉帕米、硫氮唑酮。这三类药物有各自的适应症，在心血管疾病患者中应用广泛。如二氢吡啶类药物，主要用于降压，如我们非常熟悉的降压药硝苯地平（心痛定），非洛地平（波依定），以及氨氯地平（络和喜）、左旋氨氯地平等；维拉帕米，又名异搏定，主要用于室上性心律失常的治疗，如房早、房颤、阵发性室上

性心动过速等；硫氮唑酮，又名合心爽、合贝爽，主要用于冠心病，心绞痛的治疗。

冠心病心绞痛的发生机理主要是由于冠状动脉粥样硬化斑块导致管腔狭窄，心肌供血减少造成，而少部分患者心绞痛的原因是冠状动脉痉挛，冠状动脉并没有显著的狭窄，由于冠脉的痉挛，同样造成心肌缺血。对这类患者，首选药物就是钙离子拮抗剂中的硫氮唑酮，它可以缓解冠脉的痉挛，扩张冠脉，增加心肌血供，从而缓解心绞痛症状，对血压无明显影响，适用于血压正常的心绞痛患者。

硫氮唑酮在舒张冠脉，缓解心绞痛的同时，对心脏的传导系统会有一定的抑制作用，如果患者合并窦性心动过缓、房室传导阻滞、室内传导阻滞时，就要慎用了。

56 冠心病患者血压正常就不必服用 β 受体阻滞剂了

认知误区

β受体阻滞剂（倍他乐克普通平片、倍他乐克缓释片、索他洛尔）是治疗高血压的药物，服用后血压会降低。如果冠心病患者血压正常，就没必要加用 β 受体阻滞剂以免影响血压。

正解与忠告

β受体阻滞剂主要作用机制是通过抑制肾上腺素能受体，减慢心率，减弱心肌收缩力，降低血压，减少心肌耗氧量，防止儿茶酚胺对心脏的损害，改善左室和血管的重构及功能。大量的临床试验和资料表明，长期服用 β 受体阻滞剂对冠心病病人是有益的，在冠心病各种类型中均可应用。

心绞痛：β受体阻滞剂可减慢心率，降低心肌耗氧量，是治疗劳力性心绞痛的重要药物，尤其适用于心绞痛伴心率增快的患者；

心肌梗死：对于急性心肌梗死伴心率快，血压较高，紧张焦虑患者，β受体阻滞剂对限制梗死范围扩展和防治心律失常非常有效，应尽早应用，根据心率、血压调节剂量。临床研究表明，尽早应用β受体阻滞剂可以使心肌梗死后心源性猝死减少约20%；

缺血性心肌病：此类患者以心脏扩大、心律失常、心力衰竭为主要临床表现，β受体阻滞剂应用可有效控制房性、室性心律失常，改善心功能，改善患者预后。应以患者所能耐受的最大剂量长期服用。

β受体阻滞剂的应用应在专科医师的指导下进行，严重的低血压、心动过缓、房室传导阻滞、阻塞性肺病以及下肢动脉血栓闭塞性脉管炎等均不能选用。

57 冠心病合并糖尿病的患者，支架后血糖控制越低越好

❓ 认知误区

糖尿病患者合并冠心病的很多，一旦冠心病严重了，发生了心绞痛，或心肌梗塞，冠脉内放了支架，血糖就要严格控制，应控制越低越好，以防支架再堵塞。

正解与忠告

糖尿病是冠心病的等危症，冠心病合并糖尿病的患者，血管病变会更严重，常常表现为多支血管病变或者是一支血管上多处病变，血管病变多为弥漫性，即"串珠样"改变。行冠脉内支架治疗后发生血管再狭窄的可能性大于非糖尿病患者。

血糖高低并不是糖尿病合并冠心病患者支架手术后发生再狭窄的唯一因素。支架内再狭窄是一非常复杂的过程，也是多种因素综合作用的结果。不能因此而过度控制血糖。近期临床研

究表明,冠心病合并糖尿病的患者,强化降糖治疗组的平均糖化血红蛋白(一种反映近期血糖控制平均水平的指标)水平比标准治疗组低 0.9%,可使冠心病发生风险降低 15%,但是,强化治疗对脑卒中及全因死亡的风险无明显降低,而且强化治疗有可能增加低血糖风险。

因此,冠心病合并糖尿病患者血糖达标的新理念,要求平稳降糖,减少血糖波动(包括餐后高血糖和治疗不当所致的低血糖),而不是越低越好,尤其是 70 岁以上的老年人,血糖控制更应谨慎,尽量避免低血糖的发生。

58 冠心病合并糖尿病患者应用胰岛素会"成瘾",尽量不用胰岛素

❓ 认知误区

糖尿病患者应用胰岛素治疗后,会形成胰岛素依赖,以后不能停用胰岛素,且胰岛素的剂量还会逐渐增加。因此,不管病情如何,口服降糖就可以了,尽量不用胰岛素。

📄 正解与忠告

糖尿病患者体内胰岛素分泌减少,或是胰岛素抵抗,导致胰岛素功能低下,血糖升高。临床上降糖治疗有两种方式:口服降糖或注射胰岛素。口服降糖药常用的有磺脲类、双胍类及 α—葡萄糖苷酶抑制剂,但如果患者为急性心肌梗塞、低血压休克、严重心力衰竭,应短期应用胰岛素;如果合并白细胞减少、肝功能异常,也要改为胰岛素治疗。

胰岛素是生物制剂,不存在成瘾问题。补充胰岛素可以尽快纠正血糖异常。使用胰岛素多数是暂时性的,将急性状态消除后仍可改用口服药。对那些本来对口服降糖药无效的患者,使用胰

岛素一段时期后,一方面消除了高葡萄糖毒性;另一方面可以让胰岛 β 细胞得到休息和恢复,重新唤起胰岛 β 细胞对口服降糖药的反应性,这时可考虑改用口服降糖药。

因此,对冠心病合并糖尿病患者,是否应用胰岛素,要根据实际病情,并不存在胰岛素成瘾,一旦使用就必须终生使用的情况。

59 冠心病合并高血压患者,夏季出汗多,血压低即可停药

❓ 认知误区

冠心病合并高血压患者,在夏季由于天气炎热,出汗多,血压会比冬季低,如果继续服用降压药,血压就太低了,应该停用降压药。

📝 正解与忠告

在炎热的夏季,由于气温较高,血管扩张,血流阻力减少,加之出汗多,血容量下降,因此相对其他季节,血压会有所降低,部分高血压病人的血压甚至在夏天可接近正常。但这并不意味着要停药。

夏季多数人睡眠质量下降,易造成自主神经功能紊乱,尤其老年人,容易出现夜间血压升高,或血压波动幅度增大;且天热多汗、血液黏稠、血流缓慢,血压的大幅度波动容易导致缺血性中风。因此夏季血压要勤测量,并做好记录,将这些记录及时告诉医生,从而规范调整用药剂量。一般来说,冠心病合并高血压病人在夏天可适当减少服药剂量,可根据血压情况,采用小剂量维持,有些患者可短期内停用降压药,待血压回升后再加用。应首选长效制剂,尽量避免服用"心痛定"这种短效,且快速起效的药物,以防血压的"骤降"。在夏季完全停用降压药是不可取的。

60 老年人出现心律失常就是冠心病,要积极控制

认知误区

冠心病是老年人易患疾病,因此如果老年人出现心律失常,提示患有冠心病了。且老年人感觉迟钝、反应较差,往往缺乏疾病自觉症状,因此一旦发现心律失常应积极治疗。

正解与忠告

心律失常是心血管疾病中最常见症状,但也可见于一些健康的正常人;因此,发现了有心律失常不一定意味着有器质性心脏病。心律失常的临床意义取决于是否合并基础性心脏病及其严重程度以及心律失常的性质。老年人心律失常往往由多种疾病所致,治疗上必须兼顾多种病因基础,首先有效控制病因及诱因如控制感染、纠正电解质紊乱、心肌缺血、低氧血症等,许多患者针对病因和诱因治疗后,心律失常可得到控制。因此,老年人出现心律失常,治疗的重点是心律失常的病因,而非心律失常本身。

但如果是在严重器质性心脏病基础上所发生的严重心律失常如室性心动过速、快速房颤,这些心律失常本身会引发严重血流动力学的损害,甚至危及患者生命,应立即到医院进行处理。

61 冠心病患者出现焦虑或抑郁,可自我调节,不需要用药干预

认知误区

冠心病患者出现焦虑或抑郁症状是患者对疾病的"正常反应",可通过读书、看报,学习相关知识来缓解紧张情绪,家属的关怀、自我情绪调节即可消除症状,因此不需要抗焦虑、抑郁的药物

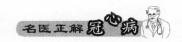

治疗。

正解与忠告

急、慢性冠心病与心理障碍存在着相当高的共病现象,即患冠心病的人,很容易合并焦虑、抑郁症状。焦虑或抑郁不仅是急性冠心病发作的诱导因素,也是影响冠心病的临床愈后和转归的重要因素。

在临床工作中,我们发现患有冠心病的病人合并心理精神障碍的非常多。有研究报道认为,住院的老年冠心病患者合并焦虑、抑郁的比例高达 $60\% \sim 70\%$,其中女性患抑郁的人数较男性多出 1 倍。患了冠心病后,无论是急性冠脉综合征(不稳定性心绞痛、急性心肌梗塞),还是慢性稳定性心绞痛,对患者而言都是强烈的精神刺激,加之诊治疾病花费较大,有些患者不能完全根治,对疾病的恐惧、担忧以及自觉患病对家庭的影响,是患者出现焦虑或抑郁的主要原因。

有些患者在医师的耐心解释、家属的悉心关怀下,能够逐渐了解冠心病的相关知识,缓解对疾病的恐慌,积极配合医师进行治疗,焦虑或抑郁症状会逐渐消失。但大多数患者很难通过自我情绪的调节来消除症状。有些患者不相信,也不承认自己有医师所说的心理精神症状,很顽固地认为是身体合并的其他疾病所致,只是医师没有检查清楚,为此彻夜难眠,焦躁不安。对这些患者就必须加用抗焦虑、抑郁的药物了。一般患者应用这类药物后,症状会明显改善。

62 冠心病患者一定要应用硝酸酯类药物

认知误区

硝酸酯类药物如"消心痛"可缓解冠心病患者的症状,因此,冠心病患者无论血压高低,一定要服用这类药物。

正解与忠告·

　　硝酸酯类药物可扩张静脉和适当扩张中等动脉,使心脏的前负荷和后负荷减轻;扩张冠状动脉(包括狭窄处血管),同时扩张侧支血管,增加缺血区心肌的血流供应。因此,硝酸酯类药物可减轻心脏的做功和心肌耗氧量,改善心肌供血,缓解心绞痛和心力衰竭症状,从而有效治疗冠心病。

　　但硝酸酯类药物最主要的副作用是头痛,这是由于硝酸酯扩张脑血管造成的,若头痛明显可建议停药,必要时服用去痛片缓解头痛症状。有些患者即便服用很小剂量的硝酸酯类药物如鲁南欣康 1/4 片,也会引起剧烈的头痛。对于这类患者,就不能再用硝酸酯类药物。

　　此外,硝酸酯类药物也是血管扩张剂,对血压会有轻度的降低。如果患者血压本来就低(小于 120/80mmHg),服用硝酸酯类药物后会进一步降低血压,个别患者会出现头晕、出汗,甚至可能会诱发脑梗,加重心肌缺血。如果的确是在服用这类药物后出现头晕、心慌、出汗等症状,建议患者立即平卧并抬高下肢,多饮水,药物代谢后上述症状即可消失。

　　对于肥厚梗阻型心肌病伴心绞痛患者,硝酸酯类药物可以造成左心室流出道梗阻加重,加重心绞痛,或诱发晕厥。对于主动脉瓣狭窄的患者,硝酸酯类药物应用也可能会造成血压骤降,导致晕厥。所以临床对上述两类患者是禁用的。

63　为防心绞痛发作,硝酸甘油片要贴身携带

认知误区·

　　心绞痛是冠心病最常见的症状,当心绞痛发作时患者如得不到及时救治很可能迅速演变为心肌梗死,甚至猝死。硝酸甘油片因其具有舌下含服、起效迅速、疗效确切的特点,因此应贴身携带

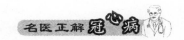

便于急救。

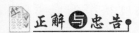

硝酸甘油片舌下含服时起效迅速,疗效确切,可避免了口服后经胃肠道吸收的"首过效应",生物利用度可以达到80％以上,可以迅速产生扩张冠状动脉血管、降低心肌耗氧量的药效,从而可快速缓解心绞痛。是冠心病患者必备的药品。

但硝酸甘油片不同于其他药物,在应用中要注意以下几个方面:①硝酸甘油的化学性质很不稳定,易受光照、温度变化、密封条件等因素影响而发生分解,从而影响其疗效。因此国家药典规定硝酸甘油一定要密封、避光保存,应放在棕色玻璃瓶内,旋紧盖密闭;②硝酸甘油可放在15～30℃的室温下,也可以保存在冰箱中,携带硝酸甘油,切勿放在贴身的衣服兜里,以免受体温的影响而降低药效;③硝酸甘油片的药瓶在开封后三个月以上就失效了,应及时购买新药。

64 冠心病患者放上支架就万事大吉

认知误区

随着医学科学的发展,经皮冠状动脉腔内介入治疗,也就是支架植入术,已经成为冠心病的主要治疗方法。冠脉内植入支架后可使狭窄或闭塞的冠状动脉保持通畅,改善患者心肌血液供应,因此植入支架就可治愈冠心病。

正解与忠告

冠脉内支架植入是针对高度狭窄的冠脉病变而采取的治疗方式,在血管内植入金属支架来对抗血管的弹性回缩及再狭窄,用它来保持血管腔的通畅,是不得已而为之的办法。

由于支架植入并不能改变患者发生冠状动脉粥样硬化的机

制及危险因素,患者其他部位的血管同样也会发生狭窄,患者的危险性依旧存在。况且,支架植入只是针对高度狭窄的血管(狭窄程度大于70%),对于狭窄程度小于70%的病变不主张植入支架,这些病变血管仍然有可能发生斑块破裂、血栓形成、痉挛等改变而诱发急性事件如心绞痛、心肌梗塞等疾病的发生。

因此,即使放了支架,同样应注意健康的生活方式,根据病情,按医生要求继续服药治疗。并且需要定期检查,原有高血压、糖尿病和脑血管病的病人,更要重视原发病的治疗和定期检查。即使没有原发病,也要每2~3个月来医院门诊复查一次,及时发现问题,及时处理。

65 高血压伴心肌梗死患者血压降得越低越好

❓ 认知误区。

高血压合并心肌梗死患者,血压升高增加了心脏负担,进一步损害心脏及血管内皮细胞功能,因此应该充分降压,血压降得越低越好。

📖 正解与忠告。

高血压合并心肌梗塞的患者是否降压,取决于患者的血压高低及心功能状态。一般情况下,以往高血压的患者,发生了急性心肌梗塞后,血压会明显下降,尤其是急性下壁心肌梗塞的患者,血压往往是偏低的,在此情况下,就不能降压,甚至要用升压药。随着病情好转,患者心功能逐渐恢复,心肌收缩力加强,血压会逐渐回升,当血压升高明显,超过140/90mmHg时,可考虑降压治疗。

对合并心肌梗塞的高血压患者,血压并不是降得越低越好。一般要求降至120~130/75~85mmHg,舒张压尽量不低于70mmHg。因为心肌的血液供应主要在舒张期,如果舒张压太低,心脏血液灌注就会减少,反而加重心肌缺血;此外,血压降得太低,会引起反射性心跳加快,这样会增加心肌的氧耗,加重缺血。

因此,高血压合并冠心病心肌梗塞的患者,血压绝对不是降得越低越好,要勤监测血压,根据血压高低、心功能状态、心率快慢、肝肾功能等选择合适的降压药。

66 冠心病引发房颤、室性早搏,可以手术治疗

? 认知误区

目前射频消融技术已经非常成熟,可以治疗各种心律失常,如室上性心动过速、房颤、室性早搏、室性心动过速等,经射频消融治疗后患者就可避免长期服用药物了。冠心病引起的房颤、室早也可以行射频消融治疗。

正解与忠告

射频消融技术是目前治疗心律失常的主要手段,近年来得到迅速发展,国内开展此项技术的心导管中心也越来越多。2011年全国经射频消融治疗的例数已高达 63355 例,尤其是房颤、频发室早的治疗增加显著。

冠心病患者所伴发的心律失常以房颤、室早为主,部分缺血性心肌病患者常合并束支传导阻滞,短阵室性心动过速。对于冠心病患者所伴发的房颤、室早,射频消融的效果并不好,目前并不建议这类患者行射频消融治疗。

虽然射频消融是近年来治疗房颤的重要方式,但有其适应症。对于无器质性心脏病的阵发性房颤(房颤发作时间小于 1年)患者,即心脏结构、功能均正常,房颤持续时间不是很久,应用药物控制不佳或患者不愿长期服药的可行射频消融治疗。对于此类患者,射频消融的成功率在有经验的心血管介入治疗中心可

高达 90％以上。而对于有器质性心脏病如冠心病所伴发的房颤,治疗仍以改善冠脉供血为主,不适合行射频消融治疗。

同样,频发室早以及室性的心动过速的射频消融治疗适应症为无器质性心脏病的单源室早以及特发性室速(右室流出道室速,特发性左心室室速),对于伴发于器质性心脏病的室性心动过速,如冠心病患者所伴发的室性心动过速,如果患者具有较高猝死风险,应先植入心律转复除颤器(ICD),而不宜行射频消融治疗。

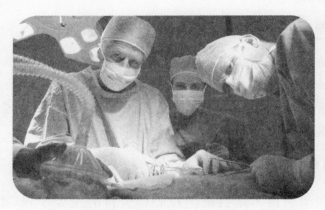

67 保健品可以治疗冠心病

认知误区

冠心病一旦确诊就应该长期服用药物,而现今常用的西药均有毒副作用,久服会损害肝脏、肾脏。电视、报纸上经常介绍一些保健品可以根治冠心病,又没有毒副作用,可以尝试。

正解与忠告

冠心病的发生机制就是冠状动脉的粥样硬化造成管腔的狭窄,心肌供血受限。很显然,这是一个慢性、长期的过程,是在各种冠心病高危因素的共同作用下逐渐进展而成。因此,预防、抑制动脉粥样硬化的药物治疗必然是长期的,其中,他汀类药物是作用最为明确。

虽然他汀类药物,在服用中会出现肝功能受损、肌痛等副作用,但这种损害非常小,绝大多数患者是很安全的,可通过定期到医院抽血化验来进行监测,如发现肝、肾功能受损,减量或停药即可恢复,很少造成不可逆的损害。

有部分患者迷信电视、报纸的广告宣传,相信通过保健品来根治冠心病,其实这是不可能的,也是很危险的选择。本人在临床工作中就遇到一例患者,因心绞痛行冠状动脉造影,发现前降支狭窄 70%,未行支架治疗,建议患者积极服用阿司匹林、他汀类药物治疗,改变不良生活习惯。后患者听信广告宣传,单独服用珍贵的羚羊角粉末治疗 2 年,花费近 20 万,再次造影显示前降支病变较前无明显改善。

因此,保健品不能等同于药品,一旦确诊冠心病,应规范用药,不应盲信保健品而耽误病情。

68 冠心病患者行支架治疗后就不需要中药治疗了

认知误区

冠心病患者已经行支架治疗,术后规律服用西药,就可以了,没必要再服用中药。

正解与忠告

虽然介入治疗有着立竿见影的效果,可以迅速缓解冠心病患者的症状,但这种治疗方式并不是患者的唯一方式,中医协助治疗作用也不能忽视。作为传统治疗方法,中医治疗冠心病已经有上千年的历史,有着明确的治疗效果,我们不能因为有先进的介入治疗而摒弃中医。支架治疗只是解决局部病变,冠心病病人的体质并没有发生改变,仍需辨证施治,整体调治。因此对于未行介入治疗，或已经行支架治疗的患者，仍应合并中药治疗，但也绝对不应只服中药，停服西药，要做到中西医结合。

69 急性心肌梗塞首先选择药物保守治疗

认知误区

急性心肌梗塞的治疗方式有多种，因急性期病期不稳定，患者耐受程度差，不宜行手术治疗，应首先选择药物保守治疗，待患者病情稳定后再考虑是否行冠状动脉造影及支架安置术。

正解与忠告

急性心肌梗塞临床有两种形式：一种急性 ST 段抬高性心肌梗塞，它的发生主要是由于冠状动脉内斑块表面破溃，诱发急性血栓形成，堵塞血管，造成这支血管供应心肌的坏死。治疗强调早期开通血管，也就是说"时间就是生命"，如果能够在发病 6 小时内开通血管，患者心肌得以挽救，预后最好。

开通血管有两种方式，静脉溶栓治疗和介入手术治疗。静脉溶栓虽然简单易行，但存在出血风险，冠脉再通率较低。而急诊介入手术，冠脉再通率明显高于溶栓，对患者预后更好。因此，对于发病 12 小时，尤其是 6 小时以内的患者应首选急诊介入手术来开通血管。而已经超过 12 小时，且临床表现稳定的患者，则已经失去了急诊手术时机，只能选择药物保守治疗，择期再行造影，必要时行支架安置。

另一种急性心肌梗塞形式为非 ST 段抬高型，此类患者冠脉没有完全闭塞，心肌梗死范围局限在心壁内，没有延展至心外膜。如果没有出现急性心功能不全、严重心律失常以及低血压休克等心血管不稳定现象，这类患者首选药物治疗，不主张急诊介入治疗，也不主张行静脉溶栓治疗。

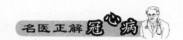

70 冠脉搭桥手术风险极大，不宜选择

❓ 认知误区

冠状动脉搭桥手术是创伤性很大的手术，而且手术风险极大，术后恢复慢，不宜选择。

正解与忠告

冠心病的治疗有三种方式：药物治疗，介入手术以及冠状动脉搭桥手术。而药物治疗是基石，即便接受介入治疗及冠脉搭桥患者均应坚持后续的药物治疗。选择介入治疗还是冠脉搭桥手术，取决于患者冠脉的病变，如多支、多处病变、严重左主干病变、严重钙化病变，内科介入治疗风险大，预后差，可建议患者行搭桥治疗。随着技术发展，冠脉搭桥手术的安全性已较前显著提高。近年来，开展小切口、不停跳手术，减少患者创伤，使患者恢复更快。因此，冠脉搭桥手术也是冠心病患者可供选择的治疗方式。

71 冠心病通过介入治疗，放置支架后就不会有心绞痛发作了

❓ 认知误区

冠心病患者行介入治疗，放置支架后，冠状动脉就通畅了，心肌缺血的症状就没有了，患者就算是治愈了，以后不会再有心绞痛发作。

正解与忠告

介入治疗虽为冠心病的一种方式，但它绝不是治愈冠心病的方式。冠心病主要是由于冠状动脉粥样硬化斑块形成，导致的管

腔狭窄或闭塞,这是一个逐渐发展的过程。介入治疗,只是将引起心肌缺血的冠状动脉狭窄处以支架方式使其扩张,改善血管内血流,从而缓解患者的症状。支架植入并不能阻止冠状动脉粥样硬化的进程,植入支架后仍需坚持服用药物,改变不良生活习惯,控制血压、血糖、血脂,才能够延缓动脉粥样硬化进程。况且,少部分患者在植入的支架内还有可能发生再狭窄。

另外,患者某支血管发生动脉粥样硬化斑块,若干年后其余血管也有可能发生同样的改变,这就是为什么有些患者已行支架治疗,还有可能出现心绞痛的原因。因此,支架治疗,只是权宜之计,不是根本。患者不能重视支架而忽略了最基本的药物治疗。

72 支架植入后没什么不舒服就可以停药了

❓ 认知误区

冠心病患者植入支架后,医师嘱咐要长期服用药物,但这些药物副作用很大,伤肝伤肾,且容易出血,不可久服。如果没什么不舒服,就应该停药。

正解与忠告

冠心病介入治疗经过多年的发展,现已经由最初的金属裸支架时代进入到现在的药物涂层支架时代。由于金属裸支架植入后发生支架内再狭窄的比例很高,促使人们进一步研究支架内再狭窄问题。药物涂层支架的诞生就是为了解决这一问题。但是由于支架上涂布的药物抑制血管内皮的增生,使得支架金属长期裸露在血管内,这样很容易诱发支架内血栓形成。为此,支架后患者要求服用双联抗血小板药物阿司匹林和氯吡咯雷,以防止支架内血栓形成。因为支架植入后需要大约1年时间,支架内才能内皮化。因此,我国介入诊治指南要求支架后患者服用双联抗血小板药物阿司匹林和氯吡咯雷的时间为1年。

因此,在植入支架后,即便没有任何不适,也不能停药。

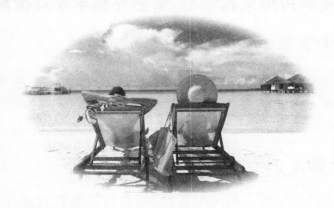

73 植入支架后不宜活动,否则会造成支架移位

认知误区

支架是一种金属,它植入体内后可发生移位,因此,支架植入后患者不可行大幅度运动,否则会导致支架移位。

正解与忠告

冠状动脉主支走行在心外膜,如前降支走行在室间沟,右冠状动脉、左回旋支走行在房室沟内。介入治疗处理的血管多为冠状动脉近段较大的血管,太小的血管(直径小于2mm)不宜行支架安置。支架的选择是根据冠状动脉造影的结果,对病变血管多角度显影,仔细测量病变血管的直径及长度,选择合适的大小的支架,这样支架植入后就完全与病变血管相吻合,不可能发生支架的移动。随着时间的延长,支架内血管内皮增生,支架就植入到血管壁内,完全不可能移动了。

因此植入支架的患者完全没有必要担心支架是否会移动的问题。适当进行体育活动,增强体质,像健康人一样生活就可以了。

74 支架内形成再狭窄,需要外科手术从体内取出

认知误区

　　冠心病患者血管内植入支架后,有可能发生支架内再狭窄,一旦发生支架内再狭窄,内科医师就没有办法了,只能让心外科医师做外科手术,把支架从心脏血管内取出来。

正解与忠告

　　冠脉内支架植入后一个医师、患者均不愿看到的并发症就是支架内再狭窄。这的确是一个困扰医师、患者的严重问题。但目前的医疗技术,器材均不能完全排除这一支架植入后的并发症,尽管它的发生率目前已经很低(药物涂层支架植入后 1 年支架内再狭窄的发生率小于 5%)。在介入手术之前,医师会将这一可能发生的并发症向患者及家属说明,在征得患者及家属同意后方可手术。一旦发生支架内再狭窄,处理的方法就是再次在支架内行球囊扩张,必要时可在支架内再植入支架。支架一旦植入体内,就将终生留在冠脉内,不可能通过外科的办法将其取出。

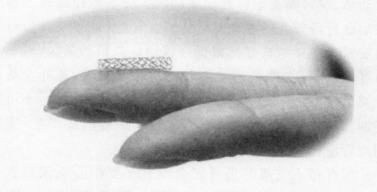

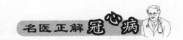

75 药物涂层支架一定优于金属裸支架

？ 认知误区

支架的发展经历了从金属裸支架到药物涂层支架的过程,药物涂层支架是新科技的产物,因此它一定比金属裸支架更好。所有患者均应选择药物涂层支架。

正解 与 忠告

药物涂层支架是在金属裸支架的基础上发展而来,其目的就是想解决金属裸支架植入后的较高的支架内再狭窄问题。但是由于支架表面涂布抗细胞增殖的药物,这些药物的作用抑制血管内皮的增殖,使得支架金属长久裸露在血管内,为防止支架内血栓形成,需要服用双联抗血小板药物阿司匹林和氯吡咯雷。一旦患者因心脏外病患需要接受外科手术时,这两种药物的应用就非常让人为难。停药有支架内血栓的风险,而不停药增加手术过程出血的风险。

因此对于预计在支架植入后1年内必须行外科手术的患者,还是建议植入金属裸支架,这样双联抗血小板药物阿司匹林和氯吡咯雷服用1月后即可停药。此外,对于因消化道疾病或其他出血疾病不能耐受双联抗血小板药物阿司匹林和氯吡咯雷的患者,也建议植入金属裸支架。

76 支架还有一定的寿命,一般情况下在5～10年

？ 认知误区

心脏支架与心脏起搏器一样,有使用年限,一般能用5～10年,时间久了就不起作用了。需要再次植入新的支架。

— 73 —

正解与忠告

心脏起搏器电源电量有限，因此植入体内后有使用寿命，到期后电源耗竭需要更换起搏器电源。而支架与起搏器截然不同。支架是一种网状金属结构，植入冠脉起到支撑血管的作用，随着时间延长，它会逐渐内皮化，逐渐植入到血管壁内。金属材质多为医用不锈钢（316L 不锈钢），其他有新型钴合金支架、铂铬合金支架等。植入体内会长久保持它固有形态（长度及内径），而不会随时间延长而塌陷。因此不存在寿命一说。

植入支架后患者最为担心的就是支架内是否又"堵上了"，这就是支架内再狭窄问题。术后坚持服药，定期来医院检查，保持健康的生活方式，是预防支架内再狭窄的主要措施。

77 冠脉内植入支架后氯吡咯雷服用时间越长越好

认知误区

众所周知，冠脉内植入支架后需长期服用抗血小板的药物，其中氯吡咯雷是一种最主要的药物。氯吡咯雷为进口药物，价格昂贵，疗效很好，因此服用时间越长越好。

正解与忠告

已如前所述，冠脉内植入药物涂层支架后，为预防支架内再狭窄，需服用双联抗血小板药物：阿司匹林和氯吡咯雷。这两种药物是通过不同的作用机制，抑制血小板的聚集，从而抑制支架内血栓形成。我国冠心病介入诊治指南建议患者术后服用 1 年即可停药氯吡咯雷。在临床工作中，经常会遇到有些患者，想当然地认为氯吡咯雷为进口药品，疗效一定好，服用时间越长越好。甚至有些医师也会这样向患者建议。但大家一定要明确，氯吡咯雷的副作用为出血，长期服用必然增加了患者出血的风险。有些患者在服药期间发生消化道大出血,有些发生脑出血。

因此,建议患者植入心脏支架后,一定要听从植入医师的医嘱,定期检查,合理用药。

78 年轻冠心病患者介入治疗效果好,老年冠心病患者介入治疗效果不好

认知误区

冠心病介入手术治疗与患者年龄有关,越是年轻的患者,冠脉病变越轻,血管弹性好,介入治疗效果就好;而年龄越大,冠脉病变越严重,血管弹性越差,介入治疗效果就不好。因此年龄越大越不适合行介入治疗。

正解与忠告

冠心病好发人群为50~70岁,近年来的确有年轻化的趋势,越来越多的年轻人(30~40岁)发现患有冠心病,且年轻人急性心肌梗塞的发病率也在逐渐增加。介入治疗是冠心病治疗的一种主要方法,介入治疗的疗效一方面与冠脉病变有关,也与患者自身状况,合并疾病有关。一般而言,年轻患者单支病变多见,合并疾病少,对手术耐受性更好。而老年人往往多支病变多见,严重钙化病变、慢性闭塞病变多见,且合并疾病多,对手术耐受性较差。

但不是所有冠心病患者均适合行介入治疗。因此介入治疗的疗效好坏,不在于年龄的大小,而在于手术指证的严格把握上。选择合适的病变行合适的治疗这才是最重要的。有些老年人冠脉病变适合行介入治疗,虽然高龄,但介入治疗效果依旧很好。同样,虽然很年轻,但冠脉血管病变很严重,很复杂,介入治疗的效果同样有限,也许行冠脉搭桥术会是更好的选择。

79 冠心病合并慢性肾功能不全的患者不能行介入治疗

❓ 认知误区

冠心病介入治疗中需要用造影剂,而造影剂要经过肾脏排泄,患有慢性肾功能不全的患者就不能接受介入治疗。

正解与忠告

冠心病合并慢性肾功能不全的患者临床上并不少见,尤其是患有糖尿病合并糖尿病肾病,慢性肾功能不全者。这类患者冠心病的发生率比不合并糖尿病者明显增高。

介入治疗是必须要应用造影剂的。近年来多选用非离子型造影剂,这类造影剂对肾功能的影响较小,即便如此,对于已经存在肾功能异常的患者,这类造影剂还是会雪上加霜,带来严重影响。因此,冠心病合并慢性肾功能异常的患者要行介入治疗要权衡利弊,严格掌握适应症。

但慢性肾功能不全也不是介入治疗的绝对禁忌症。如果患者因冠心病,对生命造成威胁,而介入治疗能够迅速解除血管的狭窄或闭塞,挽救患者的生命,那么也可以在透析的支持下行介入治疗,应用透析的方式排出造影剂。

80 治疗冠心病首选介入治疗

❓ 认知误区

冠心病是一种多发病,常见病,冠心病的治疗有药物治疗、介入治疗、冠脉搭桥治疗。介入治疗是一种新兴的治疗方法,应用新技术来治疗冠心病,治疗效果优于药物治疗和冠脉搭桥治疗,

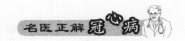

因此应首选介入治疗。

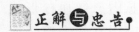

　　冠心病的三种治疗方法不可相提并论,三者是同一疾病不同状态的三种处理方式。药物治疗是基石,无论采用哪种方法,都不能离开药物治疗;有些患者冠脉的病变仅仅通过药物即可得到有效控制。

　　介入治疗是对冠脉病变适合行支架植入的患者选用的微创的治疗方法,由于它简单易行,对患者损伤小,患者术后恢复快,已被全世界范围内广泛应用。加之介入使用器材的快速发展,使得手术的适应症更宽,手术更为便捷,更为轻松;药物领域的发展也使得介入治疗更为安全,因此介入治疗在近年来得以快速发展。

　　但并不是所有冠心病患者均可接受介入治疗。如多支、多处病变,糖尿病合并弥漫性病变,严重左主干病变等,冠脉搭桥治疗则是不错的选择。

81 支架手术后可能会导致血栓脱落造成新的堵塞,严重者会危及生命

？认知误区

　　冠心病是由于冠状动脉内形成动脉粥样硬化斑块或急性血栓形成,造成管腔狭窄或闭塞,从而导致心肌缺血、坏死的疾病。支架治疗就是要用金属支架扩张狭窄的血管,或挤压形成的血栓,这样会挤破斑块,造成血栓脱落,造成新的栓塞。因此介入治疗很不安全。

正解与忠告

　　冠心病介入治疗的目的就是扩张血管,增加血管内径,增加

前向血流。为了有效抑制冠脉血管扩张后的弹性回缩,发明了金属支架植入冠脉内,起到支撑血管的作用。冠脉内急性血栓形成往往会造成急性心肌梗塞,介入治疗不仅仅是应用支架去挤压血栓,而是同时应用强力抗血栓治疗,如服用大剂量阿司匹林和氯吡咯雷,静脉应用目前最强的抗血小板药物替罗非班,以及静脉内应用抗凝药物肝素等。经上述治疗后,血栓大多已经消失。即便没有消失的血栓还可通过血栓抽吸导管吸出体外。另外支架后患者持续的抗凝、抗血小板治疗就会避免血栓的进一步栓塞。

同样,由于粥样硬化斑块所致的冠脉狭窄,支架植入后就有可能造成斑块的破裂,斑块小碎片就有可能随血流造成远端血管的微栓塞。围手术期强化的药物治疗就可减少这种微栓塞所造成的影响。

82 急性心肌梗塞患者都应该手术治疗

认知误区

急性心肌梗塞的主要原因是血管不通,血流障碍。因此,首选的治疗方法是手术治疗,使得不通的血管再通。

正解与忠告

急性心肌梗塞在临床上有两种类型:急性 ST 段抬高心肌梗塞和急性非 ST 段抬高心肌梗塞。

急性 ST 段抬高心肌梗塞是冠状动脉内斑块表面破溃,诱发急性血栓形成而堵塞血管,造成冠脉急性血流中断,冠脉供血区域心肌发生透壁性坏死。这种类型的心肌梗塞如果患者就诊时间在心肌梗塞发生后 12 小时之内,最好在 6 小时之内,患者没有出血、严重高血压、严重肾功能损害、对造影剂过敏史、肿瘤等一系列行介入治疗的禁忌症,应尽早行介入手术治疗,尽早开通闭塞的血管。

但如果患者为急性非 ST 段抬高心肌梗塞，这类患者心肌梗塞的范围较小，局限在心内膜下，没有波及心外膜，如果没有出现休克、急性心功能不全、严重心律失常等情况时，应首选药物治疗，待病情稳定后再行冠状动脉造影，根据血管病变的严重程度，选择治疗方式。

因此，并不是所有的急性心肌梗死都应该行急诊介入治疗，医师要根据患者实际情况，选择最适合患者的治疗手段。

83 新型冠脉内支架（生物可降解支架）会造成冠状动脉的再狭窄

认知误区

新型冠状动脉内支架为生物可降解支架，置入人体后，随着支架的完全降解，在血管内会逐渐消失，冠状动脉没有了支架的支撑，会出现再狭窄。

正解与忠告

支架的发明在冠心病介入治疗中具有"里程碑"的意义。由于支架的发明及应用，使得冠状动脉球囊扩张后冠脉再狭窄的发生率由 50％左右下降至 1％～3％。而支架本身的发展也经历了从金属裸支架到药物涂层支架的过程，使得支架后血管再狭窄的发生率进一步下降。

但无论是金属裸支架还是药物涂层支架，它的载体仍为金属，一旦植入体内，将是永久植入，不可能再取出，当患者因其他疾病需要行核磁共振检查时将受到限制。近年来新型冠脉内支架已经开始应用于临床，即完全可降解的生物支架，其载体不再是金属，而是可降解的生物聚合体，植入体内后会逐渐降解，被机体吸收，直致消失。这样患者体内不再残留金属，不会影响核磁共振检查,而且大大缩短支架后服用双联抗血小板药物如阿司匹林、波立维的时间,从而减少患者出血的风险。

冠脉狭窄病变处放置支架后,血管壁会发生重塑,不会因为支架的降解而再次出现塌陷或狭窄,因此,生物可降解支架是未来冠心病的介入治疗方向,随着科技的飞速发展,相信这种新型支架会更加完美,更好应用于临床。

84 冠心病患者介入治疗后如无不适就不用来医院复诊

❓ 认知误区

冠心病患者接受介入治疗,放置支架后,如果没有胸闷、胸痛症状,就不用来医院复诊,坚持服药就可以了,有症状再来医院检查。

正解与忠告

近年来随着医学技术的进步,冠心病的介入治疗器材及技术都得到快速发展,各种新型介入器材应用于临床,使得介入治疗的适应症进一步拓宽。以前认为不能行介入治疗的严重病变,现在均可以轻松处理了。所以越来越多的患者接受了介入治疗。

介入治疗放置支架后,支架内内皮化需要至少3月(金属裸支架)、1年时间(药物涂层支架),在此期间,患者应坚持服用双联抗血小板药物治疗、抑制动脉粥样硬化进程的治疗,以及其他控制冠心病危险因素的治疗。而这些治疗的风险就是出血以及肝、肾功能的损害。因此,一旦患者接受介入治疗,不管有没有症状,在术后1月、3月、半年、1年,要规律来医院就诊,一方面了解治疗的效果,另一方面,观察有无药物的不良反应。及时调整药物方案,以确保患者的安全。

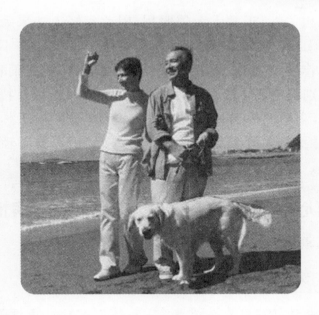

85 为预防冠心病的发生,年轻人每天服用阿司匹林肠溶片 25～50 mg 就可以了

？认知误区

小剂量阿司匹林肠溶片能预防心脑血管事件,因此为了预防冠心病的发生,年轻人也应口服阿司匹林肠溶片,每天吃 25～50mg 就足够了。

正解与忠告

小剂量阿司匹林是全世界应用最广泛的心脏病和卒中预防药物,它是通过抑制血栓素 A2(TXA2)的生成来抑制血小板聚集,从而防止血栓形成,预防栓塞性病变发生。存在冠心病和卒中高危因素,如高血压、糖尿病、高脂血症的患者以及冠心病患者的一、二级预防具有重要的作用。常用量推荐小剂量,即 75mg～150mg/天(美国心脏病协会推荐 81 mg～162 mg/天),服用剂量与年龄无相关性,正常人无需服用,因此年轻人如果无冠心病危险因素就无需预防性服用。而且,阿司匹林肠溶片并不是绝对有益而无副作用,长期服用容易导致胃粘膜损伤诱发消化道出血。有报道个别病例还可出现肝肾功能障碍、低血糖以及特别严重的皮肤病变(多形性渗出性红斑),另外,小剂量阿司匹林减少尿酸的排泄,对易感者可引起痛风发作。因此,正常的年轻人无需预防性服用。

86 冠心病患者每天只抽几支烟不会对病情有太大影响

认知误区

　　长期大量抽烟对人体有害,每天抽几支对身体没影响,不会使冠心病加重。相反,抽烟有依赖性,一旦不抽烟,患者全身不适、焦躁不安反使冠心病加重。

正解与忠告

　　抽烟对人体百害而无一利,这已是全世界的共识。烟草中的尼古丁是一种拟交感神经活性药物,促进交感神经和肾上腺释放儿茶酚胺,导致心率加快,心肌需氧量增加,外周血管和冠状动脉收缩,并使血压增高;吸烟产生的一氧化碳使血液携带氧气的能力下降以及血小板聚集性发生变化;吸烟导致机体吸入大量的氧化微粒物,这些氧化微粒物包括大量的氧自由基,触发机体的氧化应激,最终损伤内皮细胞、导致内皮功能障碍,使机体处于炎症状态,加重斑块的不稳定性,促进血小板聚集、促进冠脉痉挛;另外吸烟通过促进平滑肌细胞增生还可使冠脉支架植入的患者更易发生支架内再狭窄。因此,戒烟是无可争议的。

　　冠心病患者应明确吸烟的危害,下定决心戒烟。戒烟需要自

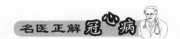

身强大的自制力,可通过做深呼吸,或者通过转移注意力,比如找机会和朋友聊天、咀嚼无糖分的口香糖等方法改掉抽烟的习惯。

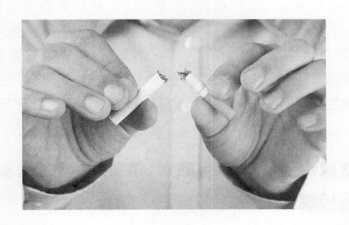

87 吸烟的确有害,但难以戒除

❓认知误区

吸烟对身体有害,可是,一旦成瘾,很难戒除,即便意志坚定,也难以完全戒除。

📝正解与忠告

吸烟是冠心病发病的重要危险因素,也是完全可以控制的危险因素。戒烟是每个冠心病患者必须面对的问题。但事实上,很多冠心病患者对于吸烟的危害非常清楚,但就是难以戒除。如果仅仅建议患者以坚定的意志力戒烟,往往收效甚微。

首先冠心病患者应了解吸烟的危害,研究证实,医师对患者进行半分钟的戒烟宣教,即可让40%的吸烟者产生戒烟的念头,并且可以提高2.5%的戒烟成功率。如果患者在明确吸烟危害的基础上仍难以戒烟,就应建议患者定期至戒烟门诊就诊,目前各大医院均设有戒烟门诊,规律的门诊就诊,会大大提高戒烟成功率。

对于戒烟非常困难的患者,可考虑应用药物来协助戒烟。可首选尼古丁替代治疗,包括尼古丁咀嚼口香糖、贴剂、鼻腔喷雾剂等,能够对抗大多数患者戒烟后产生的易怒、焦虑及饥饿感等尼古丁戒断症状;其他可供选择的药物有安非他酮、伐尼克兰等。选择药物协助戒烟一定要在戒烟门诊,专科医师的指导下进行,不可自作选择。

88 糖尿病合并冠心病患者,年龄越大,越需要严格控制血糖

认知误区

血糖和冠心病发生发展密切相关,因此我们要严格控制血糖,年龄越大,血糖越要严格控制在正常范围,绝对不能高。

正解与忠告

糖尿病患者发生冠心病的风险是非糖尿病患者的 3～4 倍,因此世界卫生组织提出糖尿病就是冠心病的口号,呼吁大家关注糖尿病,关注糖尿病的血管并发症,应该积极控制血糖在良好的水平。

按照糖尿病防治指南的要求,糖化血红蛋白是衡量糖尿病患者一段时间长期血糖控制的重要参考指标,目前,对于糖尿病合并冠心病患者究竟应该将糖化血红蛋白控制在何种标准,主要是通过年龄、疾病发展状况、预期寿命等多指标进行评估的。通常认为,以年龄 65 岁为分界线,如果患者既往血糖控制稳定,没有糖尿病并发症,通常建议将糖化血红蛋白水平控制在 6％～6.5％;如果年龄超过 65 岁,血糖控制较差,存在糖尿病并发症,

出于防止糖尿病低血糖意外的考虑,可以适当放宽糖化血红蛋白标准,如 7％左右。

对于糖尿病并发症非常严重的高龄糖尿病合并冠心病的患者,甚至可能放宽至 8％～9％。令人担忧的问题是,不少糖尿病患者对于血糖控制的意识仍然停留在"血糖越低越好"的概念中。殊不知,血糖控制过度会对身体造成很大的危害,除了广为人知的低血糖风险,严重者可出现低血糖昏迷,另外低血糖还可增加心衰的风险,发生一次低血糖对心、脑造成的损害比高血糖持续一年造成的损害更为严重。

89 冠心病患者要绝对限制运动

❓认知误区

运动能增加心脏负荷,增加心脏耗氧量,加重心脏病症状,因此得了冠心病一定不敢运动,要绝对限制活动量,多卧床休息。

正解与忠告

运动量在冠心病的不同类型及不同时期有所不同。对冠心病急性心肌梗死发生的急性期,这时大面积心肌坏死,心功能急剧降低,任何轻微的活动都能增加心脏耗氧量,诱发急性左心衰,并使心肌电活动更加不稳定,诱发恶性心律失常,导致患者猝死,因此这时是要求冠心病患者绝对卧床休息,包括大小便都在床上进行。随着心肌梗死的稳定,患者可逐步在床边活动,室内活动到室外活动,然而,半年内活动还是要限制。

随着心功能的逐渐稳定,陈旧性心肌梗死患者要逐步增加活动量,采取有氧运动比如步行、慢跑、踩单车、游泳等,一周三五次,每次半小时左右,不建议太剧烈运动。适当的活动可促进侧支循环形成,增加心脏功能,提高运动耐量。

不稳定性心绞痛的患者也是要限制运动量,等病变稳定后,根据病情及冠脉造影情况适当运动,促进侧支循环形成。隐匿型冠心病患者,如果冠脉造影提示冠脉血管狭窄在 50% 左右,仍建议适当运动提高心脏功能状态。相对稳定的冠心病患者不建议绝对限制运动,适度运动可提高病人外周肌肉的代偿能力,有助于控制其他危险因素,改善病人生活质量。

90 肥胖是一种身体的状态,算不上一种疾病

❓ 认知误区

肥胖只代表体重偏重的一种状态,是与体重适中和体重偏瘦相对的,不能算一种疾病。

正解与忠告

肥胖不仅是一种疾病,还是许多疾病的诱因。世界卫生组织已明确认定肥胖是全球成年人最大的慢性疾病,被列为世界四大医学社会问题之一。肥胖是许多严重疾病的主要危险因素。

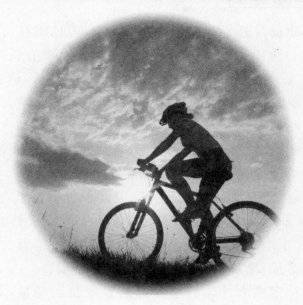

　　有研究表明,当体重超过正常标准20％(肥胖的临床定义)其患心脏病的危险增加1倍左右。肥胖还同引起心脏病的其他危险因素如高血压、糖尿病、高血脂密切相关,比如有超过50％的高血压病人和85％以上的糖尿病病人都是由肥胖引起的;同时肥胖患者多合并高脂血症、高尿酸血症,而高血压和糖尿病、高脂血症最终都可损及心脏,增加冠心病的发生几率。肥胖还与30％的胆囊疾病,14％的骨关节炎,11％的乳腺癌/子宫/结肠直肠癌相关。肥胖还可以引起睡眠－呼吸障碍。肥胖中特别是腹型肥胖是导致心血管疾病的危险因素,研究发现每增加1cm的腹围就会增加2％的心血管事件,肥胖使心脏负荷显著增加。

91　预防心脏病是中老年的事

❓认知误区

　　患心脏病的多为老年人,年轻人不会得心脏病,因此日常生活中预防心脏病的发生,是中老年人的事,与年轻人无关。

正解与忠告

　　心脏病确实多为老年病,但并不是说年轻人就不会得心脏病,也不意味着年轻人,包括儿童,在日常生活中就应该无所节制,大鱼大肉,想吃就吃,想喝就喝。虽然儿童的心脏病确实多是先天的,心绞痛、心肌梗死这些心脏病多发生在中老年身上,但追溯根源的话,许多心脏病患者在儿童或青少年期就为这些病的发生埋下隐患。

　　研究证明,儿童肥胖可致内皮功能障碍、颈动脉内膜增厚,以及早期出现主动脉和冠状动脉脂纹与纤维斑块。这些改变就是日后形成动脉粥样硬化斑块的基础,也就是说,心脏病患者的动脉粥样硬化从儿童时期已经开始了。

　　因此,从儿童时期就应开始注意饮食,养成良好的饮食习惯;

避免暴饮暴食,避免油腻及含碳水化合物较多的软性饮料的摄入,积极参加体育锻炼来预防心脏病。随着生活水平的日益提高,冠心病等心脏病已不只是老年人的专利,十几岁到二十岁的人依然可见急性心肌梗死发生的病例,近年来冠心病等心脏病有明显年轻化的趋势。

92 冠心病患者吃饭只要清淡就行,可不限制每次进食的量

认知误区

冠心病患者饮食尤其清淡,少食油腻,至于饭量就不限制了。饭量增加,会增强体力,因此,要鼓励患者每餐多吃。

正解与忠告

冠心病患者饮食要求清淡,少油腻是十分正确的。但是冠心病患者除了要注意饮食清淡外,还不可忽视每次对进食量的限制。不能吃得过饱,因为过饱同样可以增加胃肠道负担,进一步增加心脏负荷,容易诱发心绞痛或心肌梗死的发作。而且,过饱后膈肌上抬,导致呼吸受限,加重气短。另外,吃得过饱也不利于胃肠道的消化吸收。

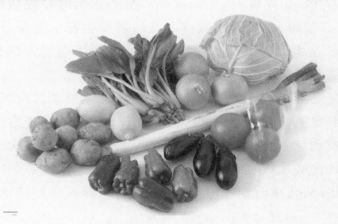

正确的饮食习惯，不管是山珍海味也好，粗茶淡饭也好，都要求每日进餐定时定量不过饱；若有条件，最好少量多餐，每天5～7餐。因此说，一次吃不饱建议增加进食次数，不建议一次吃得过饱。另外，即便是清淡饮食，如果过多的碳水化合物摄入而不配合适量的运动的话，最终也会导致体内脂肪堆积，甘油三酯增高。因此说无论什么饭都要"吃饭八分饱，抗病延衰老"。

93 冠心病患者需要在冬季增加耐寒训练，以锻炼体质

? 认知误区

冬季进行耐寒训练，会增强体质，增强抵抗力，减少感冒。冠心病患者更应在冬季进行耐寒锻炼，增加体力。

正解与忠告

在日本，耐寒训练从学龄前儿童就开始，即使是冰天雪地，孩子们依然每天接受耐寒训练。当下国人健康意识也增强了，为了增加体质，避免感冒，许多人也开始了耐寒训练，如冬天喝凉水、冬天用冷水洗脸擦身体、冬泳等。

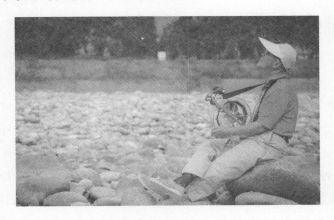

但是耐寒训练也是因人而异。对于冠心病患者而言,其高发季节就是秋冬季天气转冷时,这是因为心血管对温度的变化很敏感,因为寒冷空气刺激导致血管急剧收缩,会使血压上升,心率加快,心脏需氧量增高。然而有病变的冠状动脉不能根据心脏的需要,相应增加对心脏的血液供应。而且经口和鼻吸入的冷空气还可反射性地引起冠状动脉收缩,对心脏供血减少。两方面均能促使心肌缺血,诱发心绞痛,甚至心肌梗死或者猝死。此外,寒冷还可能影响血小板的机能,使其粘滞度增高,易形成动脉血栓,进一步增加了冠心病急性发病的风险。

因此冠心病患者在寒冷的冬季,一定要注意防寒保暖,特别是脸和四肢的保暖。在温度低的时候应该避免外出,以免受到冷空气的刺激。但是为了增强机体抵抗力,天气好的时候应该适当进行一些室外活动。

94 饮酒对心血管疾病有益,饮酒可以预防冠心病

❓ 认知误区

饮酒有利于心血管的健康,因此为了预防冠心病的发生和发展,提倡大家每日坚持饮酒。

📝 正解与忠告

饮酒是否有益于身体健康,把握一个适度的"量"最为关键。当前,一些知名心血管专家认为饮酒与冠心病死亡率的关系呈 V 字型,即当少量饮酒时冠心病死亡率呈下降趋势,而大量饮酒时则使冠心病死亡率呈上升趋势。有关研究表明,若每月饮酒量不超过 1500 克,即平均每日饮酒在 50 克以下,可使具有心脏保护作用的高密度脂蛋白(HDL－C)的血清水平增高。但如果超过这个饮酒量,尤其是在平均每日达 100 克以上时,则 HDL－C 不再升高,而导致冠状动脉粥样硬化加重的血清胆固醇和血清低密

度脂蛋白(LDL－C)则随饮酒量增加而增高。另外,还有一些研究证实,少量饮酒,尤其是少量饮些葡萄酒,可以具有抑制血小板凝集作用,能够阻止冠状动脉内血栓形成和血液凝固,有助于降低冠心病及其心血管病发病率及死亡率。然而,有关专家同时指出,长期饮酒本身即便是少量,也会在不同程度上增加高血压、肝硬变、胃癌、心肌损伤的危险性。世界卫生组织专家组并不推荐饮酒作为预防冠心病的措施。

95 高血压患者得了脑梗塞后就不会再得冠心病了

认知误区

高血压的人一旦出现了脑梗塞,血压就会下降,有些人甚至血压会恢复正常,不再需要降压药,也不会再得冠心病了。

正解与忠告

脑梗塞和冠心病在老年人中常合并存在。有研究认为,32%的冠心病患者合并有脑梗塞,而56%的脑梗塞患者合并有冠心病。如果同时再有糖尿病,则脑梗塞合并冠心病的比例就更高了。在临床工作中,我们经常会见到这两种疾病合并存在的患者。

究其原因,脑梗塞和冠心病具有共同的危险因素:包括高血压、糖尿病、高血脂、吸烟、肥胖、体力活动少等;具有相似的发病机理:脑动脉血管和心脏冠状动脉的动脉粥样硬化,都是在血管动脉粥样硬化斑块的基础上,出现血管高度狭窄或斑块破裂,诱发血栓形成,堵塞血管。动脉粥样硬化往往是全身的、多发的,在脑血管发生的同时,心脏的动脉血管也会发生。

患了脑梗塞的患者,在治疗脑梗塞,预防脑梗塞再发的同时,也要兼顾心脏问题,定期进行心电图、动态心电图、心脏超声检查,发现问题,及时处理;而患冠心病的人,在治疗中也要关注大脑供血情况,行头颅 CT、颈动脉超声检查,慎用血管扩张剂,以防发生脑梗塞。

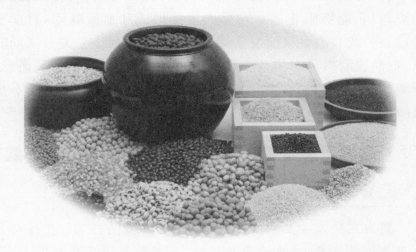

96 冠心病是传染性疾病

认知误区

冠心病是传染性疾病,父母得了冠心病,会传染给子女,因此在日常生活方面要注意,吃饭时避免一起就餐,尽量少正面接触。

正解与忠告

首先,冠心病绝对不是传染性疾病,也绝不会发生人与人间的传染,因此根本不需要和冠心病病人保持距离,更没有必要连吃饭都不敢在一起。

但是,冠心病是具有家族遗传倾向的疾病,也就是说,如果父母中有 1 人患冠心病,其子女患病率为双亲正常者的 2 倍;若父母均有冠心病,则其子女患病率为双亲正常者的 4 倍;若父母均早年患冠心病,则子女的患病率较无冠心病双亲的子女患病率高 5 倍。特别是父母在 50 岁以前得过心肌梗死,其子女发生冠心病

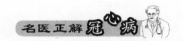

的危险性更大。

但也不是说父母患了冠心病,子女必然也要患冠心病。后天良好生活习惯的培养在预防冠心病的发生具有不可忽视的作用。在日常生活中,我们需要合理清淡饮食,保持适量的运动,戒烟限酒,保持乐观的心情,发现高血压、糖尿病需要及早诊治,将冠心病发病的可能性减至最小。

此外,父母患了冠心病后,得病后的痛苦及对疾病的恐慌、焦虑需要子女的安慰、关心和体贴,做子女的这时候能对他们无微不至的关怀、照顾会让父母得到莫大的安慰,决不能因担心父母传染给自己而保持距离,疏远他们,这会让父母本已"受伤的心"雪上加霜。

97 房早、室早对冠心病患者影响不大

认知误区

房早、室早是心律失常的常见类型,甚至正常人也会出现,有些患者即便出现房早、室早,也没有任何不适,因此对健康影响不大。

正解与忠告

房性早搏、室性早搏的出现对冠心病患者威胁较大。特别是频发室早容易诱发室颤,直接危及患者的生命。因此,冠心病患者必须了解心律失常发生的规律及变化过程。根据其发生规律,有计划地给予护理,消除诱发因素,才能有效地预防和控制心律失常的发生。

患者的房性早搏高峰期在早上的4～6点;而室性早搏高峰期在晚上的8～12点;窦性心动过缓多在夜间2～4点发生。要据此设计合理的作息时间及用药时间,尽量避免冠心病患者胸痛发作。比如说室性早搏的高峰期是在晚上8～12点,也正是进入

睡眠前和睡眠开始不久。因此,冠心病患者必须保持睡前情绪稳定,以保证睡眠质量,从而消除心律失常的诱发因素。

当患者出现心悸、胸闷、出冷汗伴周身无力、恐惧、焦虑、情绪激动时,要马上给患者舌下含服硝酸甘油。夜间容易出现窦性心动过缓,因此当患者在熟睡时,身边最好有人陪护,一发现患者有出冷汗、梦中呼喊等异常,要马上给患者吸氧,并联系救护车。晨起时(一般是5～6点)患者活动要缓慢,起床动作不要过大或过猛,以防房性早搏。平常要保持室内清洁、通风,必要时给予间断吸氧来减少心律失常的发生。

98 冠心病患者症状发作无规律可循,不可预防

❓ 认知误区。

冠心病患者的心绞痛、心肌梗塞,甚至急性心力衰竭发作很都突然,有些甚至无明显的诱因也可发作,基本上是无规律可循,很难预防。

正解与忠告。

冠心病发作包括心肌缺血、心绞痛、心肌梗死和猝死等不同程度的急性心脏事件。由于机体生物节律的影响,大多在上午6～12点构成发作的最高峰期,这一论断已成为各国医学界所公认。

世界卫生组织为此曾专门组织科学家进行专题研究,一致认为,患者必须重视和加强对清晨冠心病发作的防范,以降低急性心脏意外事件的死亡率。但还有一个不可忽视的现实问题,即冠心病发作的次高峰期,即上午的高峰期约占70%～80%,余下20%～30%属于次高峰期,即在晚上发作。具体时间为18时～24时,其中心肌缺血和心绞痛的,以18时～21时较为明显;心肌梗死的以19时～22时较为明显;心脏猝死的则不明显,绝大多数

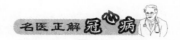

发生在清晨的 7 时至上午 11 时。

由此可见,冠心病患者症状的发作还是有规律可循,了解发作的常见高峰期,采取积极措施,降低这一阶段冠心病的发生率,以提高生命质量。因此在生活中应注意:①适当提前服用防治冠心病药物的服药时间,宜在下午的 16 时～17 时服药。②晚餐不可过迟、过饱,尤其不可暴饮暴食和吸烟、饮酒。③避免在晚餐后进行剧烈活动,要尽量放松自己,防止精神紧张和情绪波动。④按时就寝。最迟不超过晚上 11 时。睡前可喝上一小杯温开水,以防夜间缺水而对心血管产生不利影响,但不要吃夜宵和其他食物。

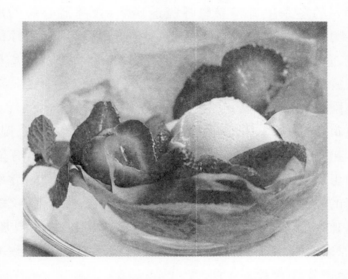

此外,热水泡脚也可预防冠心病发作。病人由于血管管腔狭窄,心脏动力不足,如长期站立或坐着,易造成离心脏较远的脚掌血液循环不畅。如在每晚睡前、起床后用热水泡脚,便可兴奋脚掌上的末梢神经,通过神经反射,使脚部皮下血管扩张,血流量增加,改善脚部的营养状态和脚部的血液循环,能有效消除水肿,预防冠心病发作。

99 严寒的冬季是冠心病人的危险期,应做好预防工作

认知误区

严寒的冬季患者容易受凉感冒,容易出现肺部感染而诱发冠心病的发作,因此,严寒的冬季是冠心病人的危险期,应做好预防工作,而夏季就不容易发病了。

正解与忠告

严寒的冬季患者容易患呼吸道疾病,合并冠心病的患者容易诱发心力衰竭。因此冠心病患者在冬季就诊、住院治疗的比率较高。但冠心病的流行病学调查研究发现,每年的 7～8 月份是冠心病患者发生急性心肌梗塞的高发期。因此,夏季也是冠心病患者的危险期。

在每年 7 月、8 月,这两个月份正值盛夏,气温高、湿度大,由于人体出汗过多,血液浓缩,血粘度增加,血流缓慢,有冠状动脉病变的患者容易出现急性血栓形成而堵塞冠状动脉,导致急性心肌梗塞的发生。在高温环境中,心脏跳动频率加速,收缩强度和心搏出血量增加,在室温达 35℃ 时,心搏出血量可增加 50％～70％,原来有病的心脏往往不能承受这些额外负担而致心脏病发作,甚至可发生猝死。

因此冠心病患者在盛夏更应多加小心。规律到医院随诊,及时发现问题,调整治疗;遵照医嘱按时服药;避免情绪激动,保证充足睡眠,不过劳;"不渴也要喝水",补充水分可稀释血液,降低血粘度;多吃蔬菜、水果,保持大便通畅;搞好室内通风降温,使用电风扇时不可直吹身体,使用空调时温度不可调得太低。

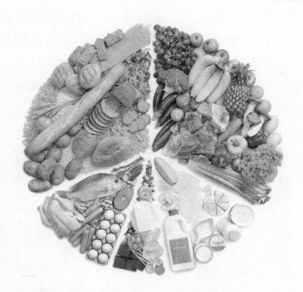

100 冠心病患者如果无症状就只买药,没必要看医生了

冠心病患者在规律服用药物后,心绞痛症状会明显减轻或消失。既然症状没有了,而去医院就诊,需要挂号、排队,非常麻烦,还不如在药店买药,没必要去看医生。

正解与忠告

冠心病患者需要坚持服用药物,合并高血压、糖尿病的患者更是如此。长期的服用药物,使得一些患者深受其扰。在临床工作中,经常会见到部分患者在医生的指导下服用药物,症状明显改善,但患者自认为症状消失,即可不用复诊,有些患者甚至自行停药。

这是一种很错误的认识! 只要条件允许,患者应定期来医院复诊,及时发现问题,调整用药。本人曾接诊一位冠心病患者,因合并频发房早、短阵房速，应用倍他乐克以控制心慌的症状。治疗1周后症状明显改善，他认为是倍他乐克效果显著，于是自行增加倍他乐克的剂量（为常规应用剂量的8倍），在大剂量倍他乐克的作用下，心率已经被抑制到30～40次/分，后终因晕厥被家人送来医院急救。因此，定期医院复诊，是冠心病患者维持健康的重要环节，且不可自行服药，或自行停药。

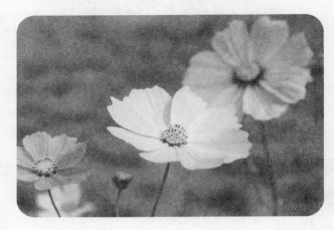